U0363772

瑜伽文库
YOGA LIBRARY

"瑜伽文库"编委会

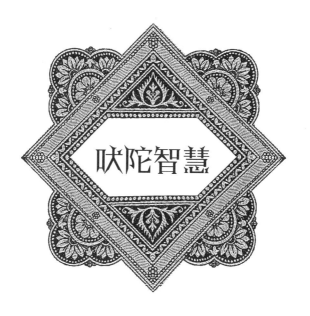

吠陀智慧

【印】马赫什·帕布 / 著

U. Mahesh Prabhu

王志成 曹政 / 译

四川人民出版社

图书在版编目（CIP）数据

吠陀智慧 / （印）马赫什·帕布著；王志成，曹政译.
—成都：四川人民出版社，2018.7
（瑜伽文库）
ISBN 978-7-220-10807-5

Ⅰ.①吠… Ⅱ.①马… ②王… ③曹… Ⅲ.①瑜
伽—研究 Ⅳ.①R793.51

中国版本图书馆CIP数据核字（2018）第112705号

FEITUO ZHIHUI

吠陀智慧

〔印〕马赫什·帕布 著 王志成 曹 政 译

责任编辑	何朝霞 吴焕姣
封面设计	肖 洁
版式设计	戴雨虹
责任校对	韩 华
责任印制	王 俊

出版发行	四川人民出版社（成都槐树街2号）
网 址	http://www.scpph.com
E-mail	scrmcbs@sina.com
新浪微博	@四川人民出版社
微信公众号	四川人民出版社
发行部业务电话	（028）86259624 86259453
防盗版举报电话	（028）86259624
照 排	四川胜翔数码印务设计有限公司
印 刷	成都东江印务有限公司
成品尺寸	130mm×185mm
印 张	6.5
字 数	95千
版 次	2018年7月第1版
印 次	2018年7月第1次印刷
书 号	ISBN 978-7-220-10807-5
定 价	36.00元

"瑜伽文库"总序

古人云：观乎天文，以察时变；观乎人文，以化成天下。人之为人，其要旨皆在契入此间天人之化机，助成参赞化育之奇功。在恒道中悟变道，在变道中参常则，"人"与"天"相资为用，相机而行。时时损益且鼎革之。此存"文化"演变之大义。

中华文明源远流长，含摄深广，在悠悠之历史长河，不断摄入其他文明的诸多资源，并将其融会贯通，从而返本开新、发闳扬光，所有异质元素，俱成为中华文明不可分割的组成部分。古有印度佛教文明的传入，并实现了中国化，成为华夏文明整体的一个有机部分。近代以降，西学东渐，一俟传入，也同样融筑为我们文明的固有部分，唯其过程尚在持续之中。尤其是20世纪初，马克思主义传入中国，并迅速实现中国化，推进了中国社会的巨大变革……

任何一种文化的传入，最基础的工作就是该文化的经典文本之传入。因为不同文化往往是基于不同的语言，故文本传入就意味着文本的翻译。没有文本之翻译，文化的传入就难以为继，无法真正兑现为精神之力。佛教在中国的扎根，需要很多因缘，而前后持续近千年的佛经翻译具有特别重要的意义。没有佛经的翻译，佛教在中国的传播就几乎不可想象。

随着中国经济、文化之发展，随着中国全面参与到人类共同体之中，中国越来越需要了解更多的其他文化，需要一种与时俱进的文化心量与文化态度，这种态度必含有一种开放的历史态度、现实态度和面向未来的态度。

人们曾注意到，在公元前8—前2世纪，在地球不同区域都出现过人类智慧大爆发，这一时期通常被称为"轴心时代"。这一时期所形成的文明影响了之后人类社会2000余年，并继续影响着我们生活的方方面面。随着人文主义、新技术的发展，随着全球化的推进，人们开始意识到我们正进入"第二轴心时代"（the Second Axial Age）。但对于我们是否已经完全进入一个新的时代，学者们持有不同的意见。英国著名思想家凯伦·阿姆斯特朗（Karen Armstrong）认为，我们正进入第二轴心时代，但我们还没有形成第二轴心时代的价值观，我们还需要依赖第一轴心时代之精神遗产。全球化给我们带来诸多便利，但也带来很多矛盾和张力，甚至冲突。这些冲突一时难以化解，故此，我们还需要继续消化轴心时代的精神财富。在这一意义上，我们需要在新的处境下重新审视轴心文明丰富的精神遗产。此一行动，必是富有意义的，也是刻不容缓的。

在这一崭新的背景之下，我们从一个中国人的角度理解到：第一，中国古典时期的轴心文明，是地球上曾经出现的全球范围的轴心文明的一个有机组成部分；第二，历史上的轴心文明相对独立，缺乏彼此的互动与交融；第三，在全球化视域下不同文明之间的彼此互动与融合必会加强和加深；第四，第二轴心时代文明不可能凭空出现，而必具备历史之继承和发展性，并在诸文明的互动和交融中发生质的突破和提升。这种提升之结果，很可能就构成了第二轴心时代文明之重要资源与有机部分。

简言之，由于我们尚处在第二轴心文明的萌发期和创造期，一切都还显得幽暗和不确定。从中国人的角度看，我们可以来一次更大的觉醒，主动地为新文明的发展提供自己的劳作，贡献自己的理解。考虑到我们自身的特点，我们认为，极有必要继续引进和吸收印度正统的瑜伽文化和吠檀多典籍，并努力在引进的基础上，与中国固有的传统文化，甚至与尚在涌动之中的当下文化彼此互勘、参照和接轨，努力让印度的古老文化可以服务于中国当代的新文化建设，并最终可以服务于人类第二轴心时代文明之发展，此所谓"同归而殊途，一致而百虑"。基于这样朴素的认识，我们希望在这些方面做一些翻译、注释和研究工作，出版瑜伽文化和吠檀多典籍就是其中的一部分。这就是我们组织出版这套《瑜伽文库》的初衷。

由于我们经验不足，只能在实践中不断累积行动智慧，以慢慢推进这项工作。所以，我们希望得到社会各界和各方朋友的支持，并期待与各界朋友有不同形式的合作与互动。

"瑜伽文库"编委会

2013年5月

序　言

对人类未来的福祉、对整个星球来说，也许吠陀智慧是最重要的一种知识体系。它把我们人类和作为宇宙意识的演化这一更高的目的联在一起，没有这一联结，在如今这一高科技时代及其人造的、复杂的生活方式中，我们的生存就可能会受到挑战。

吠陀知识发生在两个互相关联的层次上。第一个层次是人的知识，人不仅是一具肉身，更是一种更高意识的显现。吠陀知识是自我知识（*self-knowledge*），它不仅是关于我们生理或心理自我的知识，更是超越我们身体、心意、时间、空间和业（*karma*）的真正永恒之本性的知识。

第二个层次是宇宙的知识，宇宙不仅是外部层面上的作为意识在从亚原子到超星系所有层面上的一种显现，它也是内部层面上的。知识的这两个层次最终是同一的。作为我们自身真实的本性，这整个宇宙就寓居在我们自身中。作为一个有机体，所有自然的法则和宇宙运作着，而整体就反映在每一个部分上。

这样的一种宇宙知识观依赖于我们内在的关于宇宙真理的直接经验。它不只是仅仅关于名称、形态或数的知识；它不只仅仅是对自然之力量的理解，或只是对外部世界一种操控的理解——（因为）这样的理解总会遗留问题。这一知识直接把整个世界看作我们自身更大存在的部分。

吠陀智慧不是任何纯粹的外部信息或数据——就如计算机提供给我们的那些信息一样。要获得吠陀智慧，不仅需要更多的知识，也需要我们最基础层面上的改变。获得吠陀智慧依赖于一种特定的生活方式，以及由达磨（*dharma*）和正行之原则所定义的行为。这就意味着要控制心意和感官，放弃个体私我，不把追逐物质世界和个人的享受作为我们基本的生活方式。

吠陀智慧呼吁我们超越欲望、贪婪和依附，呼吁我们放下我们知识的傲慢，放下我们试图控制生活的尝试。它需要真诚、正直、自律、无私以及对智者之智慧恭敬的接受。

虽然今天的人们可以容易地阅读书籍和文章，理解复杂的观念和精细的信息，但是这样一种通达更高意识的行为基础却十分稀有，需要大量的自我努力才能完成。如此的行为变化，是瑜伽传统实践的精华，这种实践扎根于禁制（yamas）和劝制（niyamas）中，或发端于真实（satya）和非暴力（ahimsa）之正行的原则和实践。

吠陀智慧不是另外一种时尚的、心理学的方法或宗教的信仰。它要求内在的深度反思以及对外部自然的深入观照，这一反思和观照和一种根据更高的意志和觉知来转变我们自身的意愿密切相关。这会让反思和观照的结果更加有力、更加持久，它将呈现出我们最深的潜能。

眼下的这本《吠陀智慧》（*Essentials of Vedic Wisdom for Blissful living*），其作者马赫什·帕布（U. Mahesh Prabhu），努力以一种当代读者可以轻松理解、简明但却清晰又深刻的方式呈现吠陀的智慧，因为，对当代读者来说，对那些背景非常不同的吠陀观和吠陀的生活方式，都有可能在阅读之初就难以理解。当今的社交媒体充斥着各种令人误解的信息以及各种有限的实在观，作者对吠陀智慧不损其精华的改编十分重要。

本书每一章都提供了一个关于吠陀智慧的不同视角。每一视角都是一扇门，让读者得以进入（理解）关于我们究竟是谁（这一主题）更宽广的吠陀领悟之门，这一理解甚至远远超出了如今流行的科学和技术已有的想象。为了正确地欣赏和吸收这一吠陀智慧，与这一作品最相匹配的是慢慢地阅读和沉思。

马赫什·帕布是吠陀管理（Vedic management）领域一位著名的导师和作家，也是一位知名的媒体人、管理者、政治顾问。他致力于将这一强大的吠陀之法介绍给公众和全世界真诚的个人及团体。这本书是吠

陀观念的原初呈现，帮助我们理解吠陀（思想）的价值
以及思维之法。吠陀管理中心（The Vedic Management
Center）是帕布发展起来的一个机构，致力于这些议
题，并就如何发展一种多边的且可持续的吠陀生活方式
提供指导。在未来的几年，该机构极有可能快速成长。

　　简单地说，吠陀管理就是在个人、集体、私人和公
共层面上根据吠陀智慧和吠陀正行的原则过一种受到照
管的生活。吠陀学科，如瑜伽、阿育吠陀和吠檀多，它
们从不同的角度详细探究了这些（智慧和原则）方法。
吠陀智慧需要一种吠陀生活，即一种根据宇宙的视角来
过的生活。对吠陀智慧这一有益于人类全体（行为）转
化过程来说，本书为当代人提供了很好的介绍。

大卫·弗劳利

2017年3月

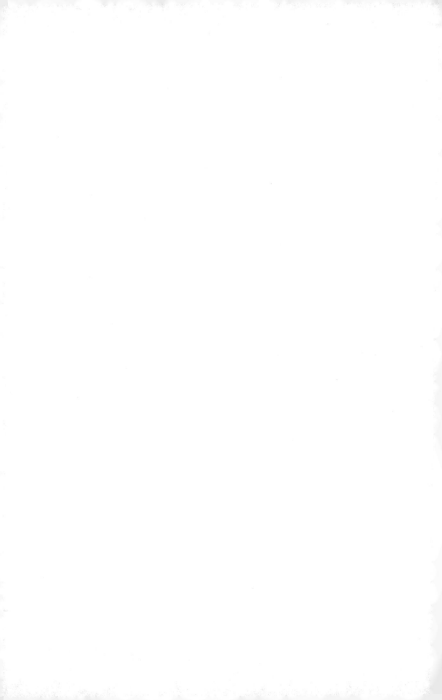

目　录

引　言

"吠陀经成书于数千年前，为什么我们要学习或理解那些过时的教导？相反，科学和技术已经以显而易见的方式改变了我们的世界。我们生活在现代的奢华和舒适中，这些奢华和舒适可能是吠陀时代的人们梦寐以求的。鉴于此，在古老的吠陀智慧中，真有什么值得我们去学习的吗？"类似的想法必定曾经闪过你的脑海，让你对任何吠陀教导都持怀疑态度。

确实，科学和技术已经极大地改变了我们的生活。然而，在更深的内省之中，我们发现生活中的许多事情依旧没有任何变化，不幸和悲伤依旧触摸着我们所有人。过去的疾病让步于现今复杂的疾病，有些疾病对医学来讲是新型的，为了处理这些疾病，我们之中的更多人依赖着日常的药物。或许原因不同，但过去遭受痛苦的人如现今的人们一样（遭受痛苦）；过去有爱，就如现今一样。然而，现今我们之间的关系似乎更加脆弱。过去有恨，现今的敌意无疑也十分平常。

和过去相比，现今我们外部的现实环境或许好了很多，但我们的情感没有太大变化。恐惧、欲望、愤怒、人际关系的难题、日常生活中的挣扎和压力依旧困扰着我们。人们疑惑我们是否比往昔的人们更加幸福，或者只是更加忙忙碌碌、更加心事重重。我们改进了我们的外表，但我们的内在问题依旧未变。事实上，如今的我们看似更加没有能力处理困难，或者更加难以找到心灵持久的平静。

因此，与相信科学和技术已经以定性的方式改变了我们的生活相反，在大多数情况下，我们依旧有着相同的爱与恨的经验，我们依旧渴望某种超越的东西可以将我们带出不幸，走向持久的喜乐。

在这种情况下，大多数人已经找到了各种不同的方法来处理看似生活扔给他们的各种危机，如互助小组、理疗、药物、新时代哲学、瑜伽、消费主义、旅行，等等，这些都是处理生存危机的方法。一旦基本的生存需求得到了满足，这些危机似乎就控制住了大多数人。工作—生活的平衡、压力管理以及心理健康都是这个时代的关键词。

但是，吠陀智慧是从哪里或者说如何进入到这一讨论中的呢？它是不是旧货的另一种新包装和贩卖呢？或者，也许它是印度教基要主义自身的形态？毕竟，过时的仪式和传统，能够给时间紧张、压力之下的现代男女带来什么益处呢？

然而，在心理健康和生活方式的讨论中，吠陀智慧可以扮演重要的角色。你可能会问，如何可能？

首先，吠陀智慧既不是一种强制执行的命令（*diktat*），也不是一种单一的思维方式，它包含不同的哲学，从一系列最哲学的讨论"我为什么在这里"到世俗层面的"哪种饮食计划最适合我"，它既是总括的，也是针对个体的。

人们可能会惊讶甚至怀疑这一点，它几乎好得令人难以置信。

也许我们可以从回答"我是谁"这个问题开始。是的，这是最哲学也是最无聊的问题。哲学可能说，我思故我在。任何一种探寻的方法可能会说，我有一个名字，我是这具身体，我有个性，或者至少我是天性和教育的结合体。

然而，我们是所有这些吗？是所有这些中的一个？抑或所有这些都不是我们？

名字，只是给予你的身体的一个身份，甚至名字都不是我们自己选择的。如果你愿意，你就不能改换你的名字吗？

看看你十岁时的照片，再看看如今的你。你会看到不同，不是吗？然而，这是同一个人，它们都是你（YOU）！但这两具身体在各方面都有所不同了，不是吗？那么，是什么让你将那具十岁的身体和你现在的身体联在一起而依旧保持是你这同一个人？

　　你是否会说是你的心意一直没有改变？当然，你的观念和情感都不再是那十岁小孩了。也许，是你心意更深处的一面？好吧，现在想象你正在深眠，没有任何梦境。在这个深眠无梦的状态，事实上你正在思考的心意并不存在。这意味着你也不存在吗？如果是，那么，当你的心意处在休眠中或者甚至在你昏迷时，你还存在吗？你是否还相信你只是这心意？

　　更进一步，心意随着数不清的变化中的想法、情绪和感觉而不断变化着。你很乐意遗忘其中的大部分，有些则成了作为你个性的核心记忆而伴随着你。显然，你不仅仅只是你众多想法中的任何一个，显然你比你所有想法的总和还要多得多。你总能拥有更多的想法。在这些你认为是你自身或者是你的心意的情绪、信息、概念、记忆和思索的背后，在你的觉知中，那不变的因素是什么？

　　你可能会争辩说，所有这些都是假设的问题，在理性主义者的设定中不需要它们。再想想吧。理性主义就是用依赖于我们实际经验的原理或理性来看待事物。你不会因为某部书、某个机构或某个人把某事陈述为真就把它接受为真，并因此就用一种相似的原理来回答"我是谁"这个典型的问题吧。

在科学认知领域，我们必须理解工具。在花时间解答特定问题的时候，我们必须理解环境。这就是科学思维的解决路径。其中，认知就是一切！

尽管你声称知道了你的身体、心意和环境——（其实）你对你一无所知，如果你不能回答那个问题（我是谁），那么，什么构成了你、你的生活或者你的身份？对这些不了解的，人们感到恐惧。因此，科学探究的精神建议你要设法去理解你到底是谁，或者设法去理解其他所有同样可疑的知识形式。

我们的实际情况就是我们个人的真理，就是我们把价值和意义依附其上的个人真理。如果我们不确定我们是谁，我们如何能够公正地对待我们所面临的问题？

与此同时，哲学恳请我们追问下一个问题，什么构成一个科学的过程？个人的认识是否构成唯一可信的知识形式？

正理派（Nyaya）、弥曼差派（Mimamsa）等吠陀体系回答了这些问题：（逻辑）研究过程是什么，不同的知识形式有哪些。而数论派（Sankhya）寻求回答诸如"我是谁""我从哪里来"这样的问题。人们在数千年古老的文本中发现了现代科学思维的基础。

吠陀仙人深度沉思，他们发现了很多有关生命基本问题的答案。当他们发现答案时，他们也发现了答案背后一种不同寻常的价值。他们设计种种体系和方法以便让真理重现，这些方法即便在今天也仍被人们实践着。他们接受这一知识，把它们编进不同的吠陀文本，包括吠陀经、奥义书、森林书、法论、百咏，等等。

除了探讨深奥的生命问题，他们也力图增强生命之美以及简化日常存在。一个典型的例子就是香料的使用，比如姜黄粉。研究者们发现，姜黄粉可用于预防很多疾病。遍布印度全国各地的饮食中，姜黄粉的流行可以归功于这一研究。另一个例子就是对黄铜及其合金的使用。除了用铜器来净化饮用水这一传统外，在每一个印度家庭中，黄铜也被用来制造各种器皿[①]。研究发现，黄铜具有抗菌性，此外，还有助于神经功能，还有其他益处。在印度日常生活中不断发现的这些和更多的例子，它们让我们正视，也许对自然更深的理解弥漫在普通印度人的生活中，这些（现象）是无法用碰巧来解释的。

吠陀智慧提供给社会的有很多。吠陀智慧的倡导者常常是平和的，他们既不得意，也不悲伤；既不沉迷于过去，也不担忧未来。人们发现，他们能够以任何可能的方式行善，没有丝毫骄傲、贪婪或权力欲。对他们的成就，他们不追求获得宣传或奖励，他们的绝对意识的状态本身就是他们的成就，也是他们（行善）的回报。他们并不都是在喜马拉雅山上冥想或者练习瑜伽的瑜伽士。他们可能就在大众中，就如淤泥中升起的莲花，没有染着生命中的变化无常。

---

① 原文如此。——译者注

然而，吠陀智慧的倡导者和导师的缺失也确实影响了这种知识的传播。不过，最普遍的、最具破坏力的现象则是人们否定吠陀思维益处的死板僵化的心态。预设的观念和心理状况时常阻止我们探索《吠陀经》（*Vedas*）和《法论》（*Shastras*）这两座智慧的金矿。当我们承认热爱科学时，这种热爱并未用于审察吠陀智慧。不幸的是，诸如达磨（*Dharma*，法）、古鲁（*Guru*）和业（*Karma*，羯磨、行动）这样的词，它们的意义最重要，但它们已被贬为陈词滥调。

吠陀哲学并不仅仅只是解释我们社会面临的病态，通过更高的觉知，它也为我们创造一个更加美好的世界，提供实用的解决之道。然而，因为它们被（错误地）贬为仅仅只是宗教信仰，所以，我们或把它们当作崇拜的对象，或只是一个荒诞无稽的问题。只有当我们没有依附（预先形成的心态）而是带着既不敬畏也不漠视的态度来学习吠陀智慧时，我们才能以我们（之前）认为绝不可能的各种方式来了解这个世界，获得当今人类面临的最严重问题的解决方案。但是，我们愿意给吠陀智慧一个机会，花些时间，来严肃并客观地审察它吗？

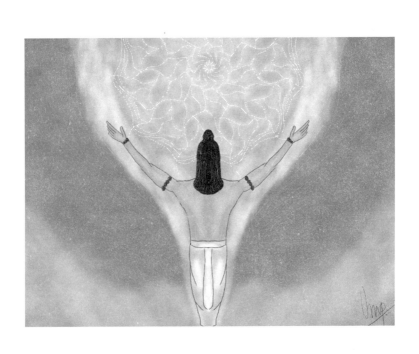

第一章

吠陀经：智慧之书

吠陀经，一大套灵性教导的经集，它可以追溯至诸文明的开端。它们是各种印度宗教——包括印度教、佛教、耆那教以及锡克教原创思想的源头。可以说，吠陀经塑造了地球上每一种主要信仰的意识形态和哲学。吠陀经也包含了所有印欧人——希腊人、罗马人、克尔特人、日耳曼人以及斯拉夫人前基督教传统的关键思想，他们的古语言和古文化都与吠陀思想相似。它们反映了古老的太阳崇拜以及启蒙传统，这些崇拜和传统曾经盛行在从墨西哥到中国的世界中。

吠陀原则（The Vedic principles）基于心灵幸福以及自我知识最深的洞见——即个体的阿特曼（*Atman*）

与遍及宇宙的每一个其他存在的同一。吠陀经教导我们，宇宙中唯有独一自我（One Self），喜乐就在这独一自我中，摆脱业与再生（即解脱）也在其中。吠陀知识从这一中心点扩展开来，帮助我们理解包括我们的身体和自然的世界在内的所有层次上的全部存在的意义。吠陀科学是一门完整的灵性科学，对带来真正的世界和平不可或缺。它不仅提供关于我们真我（True Self）的知识，也提供我们生活在其中的意识宇宙的知识，它揭示所有自然与自然法则的秘密。就此而言，对全人类来说，它可能是最重要的知识体系之一。

四吠陀

正如我们现今所熟知的，吠陀由某位仙人（*Rishi*，圣人）编撰成书，他就是毗耶娑仙人，Krishna Dwai-payana Vyasa，也称为Vyasa或Veda Vyasa，他付出巨大努力收集吠陀文本中的各种内容，然后按照相应的内容把它们编撰成吠陀经。他汲取了当时以及更加久远时代所有圣人的智慧与知识，把它们编撰成书。

吠陀经计有四部，即《梨俱吠陀》（*Rig Veda*）、

《夜柔吠陀》（*Yajur Veda*）、《娑摩吠陀》（*Sama Veda*）和《阿闼婆吠陀》（*Atharva Veda*）。

《梨俱吠陀》是四部吠陀中最古老的一部，呈现了古代吠陀仙人的主要智慧。它是最重要的吠陀文本，所有其他的吠陀经典都源出于它或建基于它。《夜柔吠陀》阐述吠陀的仪式，其内在是一种包括了言语、呼吸以及心意的瑜伽实践，其中，大约三分之一的曼陀罗则出自《梨俱吠陀》。《娑摩吠陀》则是表达自我觉悟之喜乐的音乐和颂歌。《阿闼婆吠陀》提供诸如（身心）疗愈等特定主题更多的洞见和智慧，它的许多曼陀罗来自《梨俱吠陀》和《夜柔吠陀》，它本身也提供了许多曼陀罗。

吠陀经并不是由神通过先知传达的作品。吠陀经是那些受人尊崇的圣人（也被称为仙人和摩尼）所觉悟的真理。这些圣人通过不断反思和经验习得了真理。

梵书、森林书、奥义书和《薄伽梵歌》

梵书（*Brahmanas*），与《夜柔吠陀》很相似，是关于吠陀知识中仪式的诠释，这些仪式也诠释了瑜伽实践。森林书（*Aranyakas*），则在冥想的层面扩展了这一知识。现存数量众多、篇幅很长的梵书文本，值得关注的有《泰帝利耶梵书》（*Taittiriya*）和《百道梵书》（*Satapatha*）。森林书只存少数，值得关注的有《泰帝利耶森林书》（*Taittiriya*）和《爱多列雅森林书》（*Aitareya*）。

奥义书（*Upanishads*），是神秘的吠陀经中最清晰、最易理解的部分。它们呈现诸吠陀的灵性奥秘，即阿特曼（*Atman*）和至上阿特曼（*Paramatman*，即至上自我）的知识。它们也包含不少的瑜伽秘密。吠陀晚期的古奥义书有一打以上，后来的奥义书超过百部。

副吠陀与阿育吠陀

还有四个副吠陀（*Upavedas*），其中最重要的就是阿育吠陀（*Ayurveda*）或吠陀医学。其他三部分别是：武术（*Dhanur Veda*）、建筑（*Sthapatya Veda*）和音乐（*Gandharva Veda*）。阿育吠陀并不只是医疗系统，它还向我们展示了如何根据身体、心意和灵魂来发现和谐，并由此扩展到生理、心理和灵性的幸福。了解我们个体阿育吠陀的体质和与之相适应的生活方式，我们就能够将我们生存的潜力最大化而获得生命的完满。阿育吠陀有许多经典文本，如《阇罗迦集》（*Charaka Samhita*）、《妙闻集》（*Susruta Samhita*）以及瓦拔塔（Vagbhatta）的《八支心要集》（*Ashtanga Hridya of Vagbhatta*）。

瑜　伽

瑜伽是吠陀知识的实践，通过冥想开发我们的内在能力，最终引导我们走向自我觉悟。瑜伽有多种形式，古典的主要系统则是构成帕坦伽利（Patanjali）胜王瑜伽（*Raja Yoga*）的八支体系或阿斯汤迦（*Ashtanga*）体系。八支体系相应地呈现了《摩诃婆罗多》、往世书、奥义书和吠陀经中更古老的传统。胜王瑜伽是一门完整的科学，包括体位（*asana*）、调息（*pranayama*）、曼陀罗（*mantra*）和冥想（*meditation*），它们建立在法的生活原则（*dharmic living principles*）这一基础上。如今，胜王瑜伽以一种体育锻炼的形式（即体位法）流行西方世界，然而这（体位法）只是它主要内容的一个部分。

吠檀多

源自奥义书并将之系统化的吠檀多是一种实践哲学。诸如在商羯罗（Adi Shankaracharya）作品中发现的不二论（Advaita）或非二元的（non-dualistic）（哲学）形态，教导了阿特曼（粗略地说，即灵魂、自我）和那超越时间、空间和业的至上自我或绝对者（梵）是同一的（哲学）。诸如罗摩奴阇（Ramanuja）、摩陀婆（Madhva）和柴坦尼亚（Chaitanya）的吠檀多虔信哲学，则强调那神圣者（the Divine）才是最高的位格（the Supreme Person，*Purushottama*，即至上普鲁沙）。

史诗——往世书

史诗和往世书是关于神圣知识和故事的百科全书，它们涵盖生命和文化的所有方面。大约有二十部往世书、两部史诗，即《摩诃婆罗多》和《罗摩衍那》，这两部史诗讲述了克里希那（Krishna）和罗摩（Rama）王子的故事。《薄伽梵歌》，这部被尊崇的文本，就其本身而言，是《摩诃婆罗多》的一部分，它含有诸多主题，集中于各种不同的瑜伽形式。在这诸多主题中，常见的是瑜伽、吠檀多和阿育吠陀，（作者们）往往非常详尽地解释它们。往世书可能是印度最博大精深却被忽视的灵性文献。

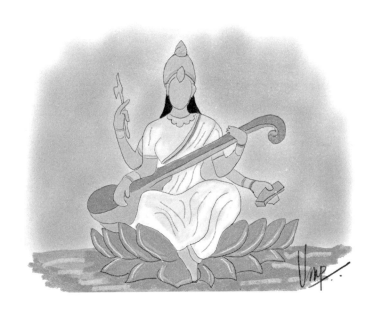

第二章

吠陀智慧的真实本质

超越有神论、无神论和不可知论的观念。

传统观点把信仰划分为有神论、无神论和不可知论。有神论将神（God）看作一种无所不在、无所不能、无所不知的力量或存在。也有一些有神论认为，神就是那位住在天堂，时不时通过先知、天使和吉兆来传达他的信息的那一位。

无神论不相信神这一观念。他们相信仅凭科学思想和原理就可以解释万物。对有神论者，无神论者也有更深层的分歧和不满，他们时常痛恨有神论者。通常来讲，这些（憎恨的）情感（在无神论者和有神论者之间）是相互的。

然而，有神论者尊崇外部之源，这里的外部之源就是科学原则。科学原则被认为是一种学说，这一学说遵循特定的原理、依靠不被所有人重复（验证）的经验上的真实。例如，大多数高层次的科学实验都是由科学家在最著名的研究机构中完成的，普通民众认为他们的研究发现理所当然地就是事实。而这些事实也确实随着时间、环境和更好的实验方法而改变着。

不可知论者认为无神论者和有神论者在某些方面既真又假。他们避免承诺（无神论和有神论）这两种原则中的任何一种，质疑有神论者的盲目信仰以及无神论者对物质层证据的过分依赖。对不可知论者来说，仅仅因为一位至高的存在是不可知的。（但）（这一点）并不表明这至高的存在不存在。

但是，那在最初构成争论焦点的神（God）是什么，或者谁是神，如果依照通俗的（在基督教和其他一神论宗教里的）定义，神就是这宇宙的创造者和统治者，并且是所有道德权威的根源，是至上存在。神也出现在其他宗教中，如在异教崇拜中，他是一个超人的存在或者灵，支配着自然和／或人类的命运，他是一个神（deity）。这两个团体都同意那位神要为（世上）发生的一切负责。奇怪但真实的是，甚至是无神论者，他们也拥有诸如"上帝粒子"这样的概念。

如果神从根本上说存在，那么，他应当就是那位对地球与其他星球上所有生灵的生死负责的那位。因此，他将是在任何时候都既不出生也不死去的那位。神不能流血，一位古希腊人更进一步暗示说，如果众神流血了，就再没有人会相信他们，毕竟，一位会流血和人类一样会受苦的神有什么用呢？

让我们花点时间来探寻一下为什么人们想要或者不想要"神"这一想法。那些相信神的人，往往遇到了超出他们理解（能力）的问题，因此（相信神）就成了解决问题的一种办法——这些问题超出了他们的能力。在绝望状态下，他们愿意求助于任何方法来解决问题。因此，他们祈祷、崇拜、忏悔、安抚无所不在的存在

（神），求神带领他们走出困境。对这些抱着这种想法而又会一无所知的人来说，没有得到（神的）回应的祈祷并不会让他们变得更糟，甚至可能，哪怕只是希望的暂时一瞥，都会给予他们继续生存下去的意志。

对其他人来说，没有得到回应的祈祷会让他们变得愤世嫉俗和厌倦腻烦。祈祷和忏悔是由（宗教）机构所倡导宣传的，他们宣称拥有神（存在）的证据。为了保证他们的信徒追随他们主张的信仰，这些机构多次使用强迫性的力量——情感上的和生理上的。当人们没有得到他们祈祷想要的回应之时，这些机构就（想法）使祈祷者相信问题出在他们自己身上。问题得到解决时，则归功于神的组织。所以，技术上来说，个体要么是被诅咒的，要么是被救赎的，但个体永远不会是英雄。因此，无论个体做什么，都只可能是神圣者的"恩典"。

说来也怪，这些（宗教的）组织在不同的文明中已经存在了数千年之久。由于他们对（众多）问题没有完整的答案，因此，他们拥有道德或宗教的监管系统，这些系统时常也会利用先知、经典或"圣书"所许可的暴力（来解决问题）。这些经典本身绝大多数是由拥有"神的祝福"的议事机构之神职人员来撰写和解读的。在人类历史上，许多大的战争都是由那些相信神的人以神的名发起的。问题是，他们对神的看法如此不同，以至于除了发动"圣战"来征服"异端""叛教者"和/或"叛徒"外，他们几乎不可能证明"神的"优势。

正是因为对这些造成人性完全泯灭的"圣战"的醒悟，许多人开始重新思考宗教的种种观念和理想。最终，他们醒悟了，他们开始无视"神"这一观念。毕竟，是否真的存在如神一样的某物或某人，允许以他的名义发动诸如战争、强奸和谋杀等卑鄙的行为？在不义发生时，为什么他没有干预？有神论者的观点和哲学，如"神的试探"等，并没有受到那些给出新时代哲学之人的欢迎——在这些新时代哲学中，某些哲学本质上是极端享乐主义的。

当今世界分裂严重。这种分裂并不仅仅存在于有神论者、无神论者和不可知论者之间，也存在于他们自身之内。仇恨、嫉妒和某种怨恨感是明显的，这些（负面

的）情感就是世界为何处在下一次世界大战边缘的主要
原因。

是否存在一种理解、学习或抛弃这一关于神的观念
和理想的方法呢？答案是肯定的。不管怎样，人们在能
够更好理解（这一问题）的吠陀经典中找到了答案。不
幸的是，吠陀经如今被认为是印度教（Hinduism）的圣
经。如今没有多少印度人理解吠陀究竟是关于什么的，
不得不说这是一种嘲讽。尽管印度人从中获得了极大的
自豪，但他们对之知之甚少。虽然人们阅读经典，但他
们可能并不了解这些经典。在印度的庙宇里，人们尽职
地背诵着吠陀颂歌。他们相信，仅仅通过背诵吠陀颂
歌，他们的问题就消除了。吠陀文献是用梵文书写的，
到目前为止，这种语言的结构是最为复杂的。那些宣称
了解梵文的人，并不了解当今的任何其他现代语言，特
别是英语。因此，大量的误读已经传播蔓延开来，因而
掩盖了对经典真智的理解。

达磨（Dharma，法）被误译为宗教，业（Karma，
羯磨）被误译为命运，神（Devas）被误译为半神。雅

利安（Arya）似乎被指称为雅利安种族。这样的翻译，本质上，不仅是弄混，甚至扼杀了吠陀的核心理念和理想。其最终的结果就是，把吠陀及其中蕴含的吠陀智慧贬低为另外一种自利的宗教文献。

吠陀的教导、知识和智慧从未寻求过划分人类。它们依旧可能是在一开始就说"让善念从宇宙的四面八方来到这里"的唯一经典。它们甚少宣称（它们的）优越。它们希求众生健康、富裕和繁荣——没有任何（对人的）分别或歧视。世上几乎所有的宗教都宣称好与坏的观念，它们承诺把好的给予那些追随它们的人，剩下的人则被诅咒进入地狱。吠陀并不遵循这样的法则。然而，它们依旧被称为"宗教文献"或"圣经"，而非智慧、科学之书，也非永恒福祉之作。

吠陀中的*Devas*并不一定是半神或神，它们是自然（Nature）元素。吠陀智慧有着对人类生存精微的解释。人的身体由五种粗糙的元素（*Pancha Mahabhootas*）和合而成，这五种粗糙的元素分别是：火（*Agni*）、地（*Prithvi*，也译为土）、风（*Vayu*）、水（*Toyam*）和空（*Akasha*）。这里的元素并不是化学元素，而是物质内在固有的本质。仔细看看（可以发现），所有这些元素以精微的方式存在于人体中。

火，代表热和光的特质，也代表将物质转化为更加精微的形式的能力。在人体中，火是消化食物的能力，也是消化思想的能力。我们可以相当确切地说，人的（与热有关的）体温就是一种表征身体健康的指标。

水，代表思想念头的流动 / 不稳定，也表征血液流动的特质。

风（气），生命的存在是因为呼吸这一能力。在人体中，在消化道中，有许多空间，这些空间使得消化吸收的功能得以形成。有趣的是，风的另一层面是创造性思维的过程：（人体中）过多的风（元素）会使人浮躁无根或"没有头脑"。

地，代表稳定性，可以指称骨头的特征，或者人格特质（个性）。

空，最神秘的元素，被理解为任何身体的存在。用科学术语来说，所有物质都占据着空间。

用上述五大元素来理解所有的生命形态，构成了阿育吠陀（*Ayurveda*，关于生命或生命原则的知识）的基础。阿育吠陀是一个整体性的过程，它把健康定义为不是不生病，而是这样一种状态：在这种状态下，身体（身）、心意（心）和心灵（灵）是平衡的，人是充满快乐的，食欲与所有的生理系统和谐平衡，欲望运作恰当。

本质上，阿育吠陀和瑜伽的根源都在吠陀当中。

所有这些元素（五大元素）进一步经由五个感官（*Indriyas*）与人体关联，这种关联由元素之王（*Devendra*）因陀罗（*Indra*）管辖。没有因陀罗，这些元素就会分裂并导致毁灭。因此，对我们的生存来说，因陀罗十分重要。因此，你可以看到，将*Devas*称为天神或者半神是完全错误的，更不用说称为"神"了，它们只不过是人类存在的元素而已。是的，人们尊敬和尊重它们，因为没有它们，我们的物质存在就是泡影！而阿茹阿达纳（*Aradhana*）常被误译为崇拜（更合适的翻译是追忆、尊重或敬慕），它和其他宗教中的崇拜并不一样。与之相似的是，所有由自然恩赐的、使得人的生命成为可能的物质都被称为*Deva*，*Devi*（阴性形态），或*Devatas*（复数形态）。它们并不是宗教观念所提出的诸神。

恒河（Ganga），印度次大陆最长的河流，已经孕育了人类数千年之久，被称为*Devi*。诸如萨亚德里（Sahyadri）、尼尔吉里（Niligiri）和梅鲁（须弥山，Meru）这样的大山，（也）被称为*Deva*。在吠陀文献中，任何自然的元素都可被称为*Devi*或*Devata*。人们崇敬它们，也崇拜它们。

然而，吠陀智慧认为，所有这些自然元素都是物质元素。这些元素也和时间联系在一起。世上的万物一定都会消亡。变化是唯一的常态。因此，吠陀先知和圣人们，他们艰苦努力，寻找既不生也不死的"那"个事物。"那"（That），即永恒。并且，这努力是他们如何获得阿特曼（*Atman*）这一概念的过程。阿特曼也是另一个常被误译的词，它常被误译为灵魂（soul）。我

们可以更好地把阿特曼理解为所有生命中的意识能量
（conscious energy），这一能量允许生命理解、学习、
经验和行动。本质上，它超越（人的）心意和思想的局
限。就像其他任何能量一样，它既不能被创造，也不能
被毁灭，它只能从一种（存在）形态转化为另一种（存
在）形态。至于阿特曼，它从一具身体转世轮回进入到
另一具身体。身体本身是变化的，会死亡和腐朽的，但
阿特曼不会。

　　阿特曼是个体内的意识能量，而至上自我则是世上
所有意识能量的总和。至上自我常被误译为神。

　　印度教常被认为是多神教，拥有数不清的神。而情
况并非如此。在吠陀哲学（也是印度宗教的根源）里，
所有的男神和女神都只是那至上自我的不同方面。对外
行来说，崇拜那所有创造物之背后的（无形的）意识是
一件困难的事。给无形（的意识能量）赋予一种（有形
的）形态，如此就可以让所有人得以触及至上自我（也
即是无形的意识能量），这就是万神殿中有着看似无数
的天神的原因。于是，对这些天神的崇拜就成了一种手

段，信徒们可以通过这种手段来扩展他们的意识，吸收他们所选择的天神的个性特质融入他们自身中。例如，知识分子或追求创造性的人们，他们崇拜萨拉斯瓦蒂（Saraswati），即学问和创造力女神。虽然也有人宣称他们崇拜任何（人类中的）科学家或音乐家，但他们所崇拜的科学家或音乐家仍然会有人的缺陷（即局限）。另一方面，萨拉斯瓦蒂也是最佳创造的（个性）化身，她没有道德上的缺陷，通过对她的崇拜，崇拜者将这些（优秀的）方面纳入他们自身之中。吠陀哲学在其核心中扩展了更高意识的觉知。除了把这种意识（能量）的方方面面及其可能性带入日常的生活中并围绕它举行（庆典）节日外，还有什么更好的方式可以触及它呢？曼陀罗（Mantra，声音）、坦陀罗（Tantra，技术）和央陀罗（Yantra，图像），这些（也）是把任何一位神祇带进崇拜者生活中的方法。对神祇的崇拜，本身是一种学习，摩斯（Moorthi）形象（不是偶像，它不只是一个雕像）、崇拜方式以及围绕着它们的故事，都具有深奥的含义和具体的目的。崇拜的目标最终是扩展崇拜者的意识，如此使他得以看见所有生灵和创造物中那永恒、全能的（意识）力量。在吠陀中，没有任何天堂或

地狱的概念，取而代之的是，它描述通过个人的力量来
界定他自己的生活，创造他自己的好生活（如果你愿意
就是天堂）、坏生活（如果你愿意就是地狱）。成为神
并不是目标，但是扩展（如神一般的）意识是以一个人
与全部存在相联结的目标。

　　现在，我们跟随这一从吠陀的角度对神、天堂、地
狱以及其他概念的看法，就可以了解吠陀对人的存在说
了些什么。我们仅仅只是一具身体，或者，我们还有更
多的（可能）？

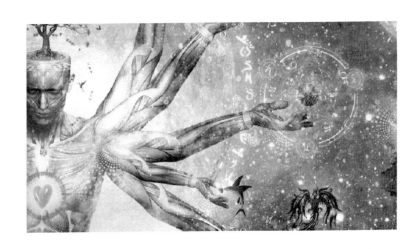

第三章

终极的力量源自内在

你是谁？你来自哪里？你要从这里到哪里去？

吠陀强调理解和觉悟阿特曼（*Atman*），当阿特曼在身体中的时候，他也被称为普鲁沙（*Purusha*，原人）。当他表示"不朽的人或者动物灵性的或非物质的组成部分"时，他也可以翻译成"灵魂（Soul）"，理解他的更好的词是"意识（Consciousness）"。理解这意识，并用智慧来利用这意识谋求全世界的福祉，则是吠陀知识和实践的终极目标。吠陀智慧更强调阿特曼而不是身体的重要性。

在现代语境下，"管理"（management）被理解为"处理或控制事或人的过程"。从吠陀角度看，管理首先是理解人自身，先把自己变得更好，再努力创造更好的世界。就如吠陀谚语说的"了解了金子（的本质），我们就可以用它来制作金链子、金戒指和金手镯等物品；与之相似的是，了解了阿特曼（的本质），我们就可以了解每个人、帮助每个人"。这是因为，阿特曼是普遍的意识，他以不同的形式在不同的人之中显现，理解阿特曼，就可以理解所有的生命，因为所有生命中的意识都是相同的。

在吠陀智慧中，有三大圣句：知识即梵（*Prag-yanam Brahma*），你即那（*Tat Tvam Asi*），我即梵（*Aham Bhrahmasmi*）。吠陀文献的全部智慧，都可以通过这三大圣句来理解。这里，梵（*Brahma*）指的是在整个宇宙以及宇宙内所有个体生灵之后并且超越它们的至上实在。

知识即梵：智慧瑜伽（*Gyana Yoga*，知识之道）是吠陀教导中描述的达成觉悟最重要的一条道路。没有这更高层的知识，就不可能从痛苦和难题中获得自由，就只能痛苦。只有通过理解我们自身，我们才能理解这个世界。因此，知识是关键。

你即那：在当今的各种冲突中，最常见的一个问题是相互推卸责任。没有人愿意接受他们自身的错误，相反，他们把错误归咎于他们的对手。当责任在别处时，我们把自己看作被压迫者，而不是问题的根源。我们利用任何机会把我们从不得不纠正错误（的行动中）脱身出来，因为，我们总是觉得我们这一边没有任何需要改正的（错误）。如此，情况变得更糟了，从痛苦中解脱也更少见了。

因此，只有接受我们自身的责任，我们才能有机会从根本上改变它。这种接受由智慧而来。一旦获得了这种智慧，我们就会明白我们内在固有的全部潜能。我们明白，我们是那引导所有实在的普遍意识。

我即梵：梵①，在印度神话里，梵是一位有着四副面孔、胡须花白的老人，他坐在一朵从毗湿奴（Vishnu）的肚脐中开出的莲花上。然而，在梵语中，梵这个词具有多重含义。梵也意味着是至上意识，万物从中生起，是万物的起源。经由知识即梵，我们明白了我们的全部潜能，接受了我们的角色是（意识能量）变化的使者——你即那——我们很快就明白我们自身要为我们周围所有的创造和毁灭承担责任。我们明白，我们所寻找的觉悟不在别处，正是我们内在的光照亮了我们的世界以及我们周围的世界。

阿特曼，既有个体的方面，也有普遍的方面。吉瓦阿特曼（*Jiva Atman*，个体意识）是至上阿特曼（全体意识）的部分，因此，阿特曼也被称为*Kshetrajna*，即在个体之内的普遍意识。

阿特曼也可以理解为是能量（Energy）：它既不被

---

① 我们也可以在维基百科上看见翻译为 I am Brahman. https://en.wikipedia.org/wiki/Mah%C4%81v%C4%81kyas。这里的梵文是 Brahma，即梵天，代表有德之梵。——译者注

创造，也不被毁灭。它只能从一种形态转变为另一种形态（如果是阿特曼，即转世轮回到另一种形态）。这就暗示了阿特曼驻留在身体中，但阿特曼不是这身体。痛苦、愉悦、欲望、贪婪、愤怒、贪欲和渴望仅限于身体——它们和身体一道与生俱来，并且也因此与身体一起消逝。但很清楚，阿特曼超越身体。

许许多多的生活方式引发疾病，影响了人类，高血压、糖尿病和神经衰弱，基本上都是由压力引起的。心意受压时，身体也承受压力，最终产生了这样那样的疾病。然而，压力只有在错误地依附身体时才会产生。这种依附感来自我们就是这具身体的假设。但是，我们是身体吗？

稍为花点时间，试着回忆一下你十岁时的模样。（再）看看你自己长大了些的照片。看起来怎么样？将那照片与镜子中的你比较一下。看起来一样吗？我打赌不会。科学告诉我们，在我们孩童、青年、中年或老年时期，我们的身体是不同的。你不是那同一具身体。然而你把自己与这具身体联系在一起。你认为你在那个年纪时的模样就是你的样子。但是，这具身体里的大部分细胞已经发生了变化，你现在的身体和那时的身体十分不同。那么，那个在你之中、让你与这两具身体相联结、并让你感觉你是同一个人的意识是什么呢？在吠陀文献中，那意识就是阿特曼。

一旦你意识到你就是阿特曼或纯粹意识，你就能理解你不但活得比你身体里的各种细胞长久，也比这整具身体的存在长久。所有出生的必然死亡，这是常识。但吠陀智慧介绍了更大的方面——所有死亡的必定再生。整个宇宙就是一个创造与毁灭的过程。从创造中引发毁灭，从毁灭中诞生新的创造。

当你意识到这一永恒真理的时候，你就不再会害怕负面的经验、失败甚或劫难。你会更好地准备面对生命的挑战。困难事件几乎很少困扰你，你发自内心的幸福，没有任何压力、紧张或者痛苦的踪迹。伴随着这一幸福，你走上了不仅逐渐带来繁荣兴旺而且带来永久喜乐的道路。你创造更好的世界，首先为你自己，然后为你身边的每个人。在所有人中，在整个宇宙中，你发现了你的内在意识。

自我知识（*Atma Bodha*，阿特曼智慧）教导我们，每个个体都是潜在神性的。并且，每个阿特曼都在其中拥有用其自身的方式影响世界的力量。理解了自我知识，这时，后果就是正面的（积极的）；而当无知蔓延时，后果则是负面的（消极的）。这就是为什么在吠陀中知识（*Vidya*）也被理解为对自我的觉悟的原因。

吠陀智慧所有伟大的贡献，包括阿育吠陀和瑜伽，都建立在自我知识（*Atma Gyaan*）之上。了解自我的人会了解这个世界，并会为了每个人而（努力）将这世界变得更加美好。因此，吠陀先知宣称："要认识这世界，就要认识你自己。在你踏上开始改变世界的伟大征程之前，（首先）要改变你自身，觉悟你真实的本性。"因为那困扰我们的，也总是困扰着这个世界。

一旦理解了我们的真实本性，我们又该如何在这世上生活呢？是否有一种方法，让我们和这整个世界都能够受益呢？

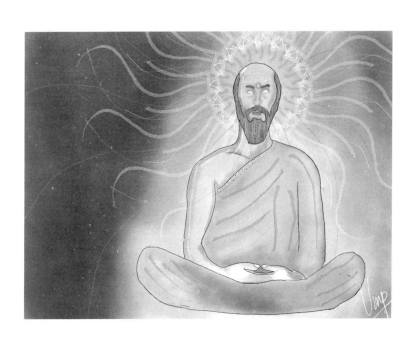

第四章

....

达　磨

不是宗教，但它维系并产生和平与繁荣。

达磨（*Dharma*），通常被误译为宗教。为什么？因为，当西方学者和神学家们试图理解《吠陀经》时，他们是从他们自己闪族的视角来接近《吠陀经》的，也就是说，他们把《吠陀经》和闪族的圣典，即《古兰经》《圣经》和《托拉》（犹太律法，摩西五经）相协调。

为了理解达磨这一概念，我们需要理解一些特定的概念，它们是：

1. 不同的仙人们（吠陀圣人）对达磨的解释。

2. 与社会分层相对应的、履行达磨的生命四阶段（*ashrams*）。

正如《摩诃婆罗多》所说的，定义达磨是最困难的。可以把达磨解释为：在众生的（福祉）提升中提供帮助。因此，确保众生福祉的肯定就是达磨。博学的仙人们（圣人）说，那维系（生命）的就是达磨。

达磨维系社会，维护社会秩序，确保人类的幸福和进步。毫无疑问，达磨为了实现这些目标而提供种种方法。

《弥曼差经》的作者阇弥尼（Jaimini）①解释说：根据吠陀经典，达磨有助于更大的善。

摩陀婆（Madhvacharya）②在《帕拉夏拉法论》（*Parashara Smriti*）中说：达磨维系并确保这世上所有

---

① 弥曼差派的鼻祖，又译为耆米尼、阇伊弥尼。——译者注
② 又译玛德瓦查尔亚，吠檀多派的代表人物之一。——译者注

生灵的进步与福祉……人们以正面和负面劝告的形式来宣传达磨——即合法的行为（*Vidhi*）和禁止的行为（*Nishedha*）。

合法的行为就是那些建议采取积极行动的建议，可以是一些简单的行为，比如早起。禁止的行为就是那些以否定形式给出的建议，比如不得偷窃。另一方面，这两者都是发展更大的意识以便导向一种达磨生活（*Dharmic* life）的起始点。最终，目标就是个人超越这些建议、发展出足够的洞察力以便根据每一种情况来决定行动。

因此，达磨也可以被理解为是一种个体的道德责任（moral duty），对值得尊敬的要友善，对应该受到惩罚的要公正，要以无差别的方式服务那些致力于所有生灵永恒福祉的组织和机构。达磨也是普世的慈悲。因此，达磨是可持续的和平与繁荣的根基。因此，达磨是一个名词，行动遵循着达磨。作为一个形容词，它导向一种达磨的生活，既维系个体，也维系着社会。

理解了达磨之后，随之而来的就是：个人的达磨是什么？一个人如何才能最好地维系自身和社会？

根据吠陀，生命分为四个阶段，一个阶段就是一个安乐之地；同样，生命的不同阶段为个体提供了不同的庇护与居所。

根据吠陀仙人的说法，每个人都会经历如下四个生命阶段，即，童年期（*Baalya*，童年）、梵行期（*Brahmacharya*，学生）、家居期（*Grihastha*，居士，婚姻生活）和导向遁世（*Sanyaas*）的林栖期（*Vanasprastha*，出家）。[①]

童年期，小孩子忙于玩耍，试图以他自身的方式来理解事物。他们依赖母亲、父亲和兄弟姐妹。梵行期是这样一个阶段，在这个阶段，一个人离开舒适的家庭，接受教育，学会生产的技能。接受教育后，找到工作，在

---

① 通常认为人生四阶段依次为：梵行期（*Brahmacharya*）、家居期（*Grihastha*）、林栖期（*Vanaprastha*）和遁世期（*Sannyasa*）。这里，本文作者在梵行期前面插入了Baalya（童年期）。——译者注

进入家居期之前谋生。结婚之后，就如现今一样，大部分人都会忙于解决生活中的具体问题。首先是他们的配偶，然后是孩子，随之是孙子辈——情感的纽带持续不断。这也是个人努力的阶段，努力争取繁荣，满足自身以及依赖着他的周边之人的需求。

家居期之后，则是林栖期，或者说，退休的阶段。伴随着这个阶段的是反思、内省、智者的陪伴以及阅读，所有这些行为的目标是发展不执着（*Vairaagya*，不依附）。这个目标相应地导向遁世期（*Sanyaas*）（如遁世者一样生活）。

这里，不执着暗示着要发展升起这样的领悟，即，人在世上生存某一段时间为的是履行某种职责，阿特曼是持久的，而身体则是暂时的。这并不表示生命没有意义，或者，人是没有同情心的，而是说，它恳请一种对环境、对人的无条件的接纳。

在人生的每一个阶段，每个人都要履行一定的职责。梵行期，一个人努力学习，（社会）体制支持各种形式的学习。学生和老师都要受到关照。在家居期，一个人应该公正、明智地履行他对家庭、亲属、职工（或者上司）、社会和国家的责任。在林栖期间，当有人询问（觉悟、解脱等问题）时，则应该给出建议。

除了教导达磨外，这四个阶段也是扩展意识的一种方法。吠陀明白，比如说，所有人都想扩展他们自己；这种扩展可以通过成为集体的一部分，或者通过获得物品，或者通过这两种方法来达成。作为学生，个人身份的扩展就包含获得各种技能；作为居士，他的身份扩展包含家庭和社会。在林栖期，个人已经经验了获得（物质等）和家庭（生活）的快乐，因此，他处在反思更大意识的位置上，他成了伟大的宇宙结构的一部分，先前感受到的对自我、家庭和社会的爱和关心，可以扩展到整个宇宙。

这四个阶段本质上维系了个人，因为没有一个人是一座岛屿，人在不同的时间点需要来自社会的不同输入。人，通过履行他的达磨（责任），反过来也维系了社会。

社会也对职业进行了划分。虽然印度教如今因为种姓而饱受磨难，而种姓的原始理念则是基于每个人所从事的职业。然而，这种职业划分成了世袭继承，因此，社会不幸遭受磨难。不过，这种依职业而来的区分在当今的每个社会中都可以见到。这些种姓分别是：婆罗门（*Brahmins*，古鲁、知识分子、导师、法官、国师）、刹帝利（*Kshatriyas*，武士、士兵，统治阶层）、吠舍（*Vaishyas*，商人、贸易者、生意人）和首陀罗（*Shudras*，工薪阶层、劳动阶层）。每个（职业）阶层都维系着社会，每个阶层中的每一个成员都对他自己的职业负有责任。

对达磨的讨论需要这一对社会的理解，因为一个人通常在社会中扮演多重角色。尤其是在家居期，一个人在一个职位上工作，对自己、对家庭、亲属负有责任。其间可能会有利益冲突，而吠陀经在这方面必须提供教导。（比如）腐败的商人可以争辩说为了维持家庭他需要挣钱，尤其是有才华又努力工作的人并没有得到适当回报的时候（就会引起冲突）。另一个可以引出的话题则是体制的僵化，一个人只是因为曾经立下了誓约，就

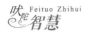

必须留在有失尊严的关系中。

这两个问题都有答案。腐败的商人在辩护时忘记了他自身也是社会体系的一部分，体系失败时，所有人都会失败。当他今天优先考虑自我利益时，社会明天就会处在危险中；他今天的行为是为了孩子，孩子在未来就可能处在危险中。

但是，这是否暗示着个人不应该采取任何行动呢？是否暗示着达磨是一个基于仅对他人负责、自我否定的概念呢？当然不是。

达磨恳请责任，但这种责任并不是一种摧毁个人良知的责任。任何使得个人自我的尊严（而非私我）处在危险中的，都是反达磨的。而那反达磨的，都要受到质疑和抗争。为了自身自我的个人达磨，这是最重要的；身心都要保护。身心构成了所有行为和繁荣的基础，因此，它们应该得到关照。在它的最纯粹的意义上讲，达磨就是跟从爱和意识来行动。引导过一种达磨的生活，因此并不是一种反射作用，而是关于体贴和关怀（自身

和他人）的问题。基于这种关怀而采取行动，这里的行
动指的就是业（*Karma*，羯磨）。

因此，业就是一个意识的存在呈现他的达磨的一种
方式。

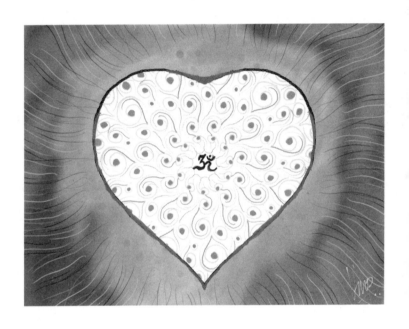

第五章

业

什么是业？它如何为我们的得失负责？

如何征服业？

被误认为是命运的"业"，其含义远比命运要多得多。对生命中的每一个负面事件，我们常常试图把它们都归咎于他人或他物。通过责备我们的敌人、命运、星星，甚至通过责备众神、神祇，我们试图洗清自己。因此，究竟是什么（或者是谁）应该为我们生命中所发生的一切负责？这是一个重要的问题，有着复杂的回答。这里给出吠陀的观点。

从前有一位聪明的女子，名叫瞿昙弥（Gautami），她很幸运拥有心意的平静和安宁。在一个命中注定的日子里，她发现她的儿子死了，被一条蛇咬死了。一位名叫阿周那卡（Arjunaka）的愤怒的捕鸟者，找到了那条蛇，用绳子捆住蛇，把它带到了瞿昙弥的面前，他问道："这个咬死小孩的恶名昭彰的毁灭者不值得继续活下去。我是不是应该把它扔进火里，或者把它剁成碎片？"

瞿昙弥答道："阿周那卡，放了它吧，因为它不该死在你的手里。杀了这条蛇，我的孩子也不会活过来；让它活下去，你也不会受到任何伤害。"

但是那位捕鸟者没有被瞿昙弥说服，他反驳道："你说的这些话不是陷入悲伤的人该说的。那些珍惜心意平静的人，把一切都归于时间的历程，但是务实的人会复仇。因此，放下你的悲伤，命令我剁了这条蛇。"

瞿昙弥答道："像我们这样心意平静的人绝不会被恐惧折磨。好人总是将他们的意识专注在美德上。我儿子的死是注定的，因此，我不同意杀死这条蛇。智者不会怨恨，因为怨恨产生痛苦。我诚挚地恳请你基于同情原谅这条蛇，放了它吧。"

　　阿周那卡依旧没有被说服，他说道："为什么你这样说？杀死这条邪恶的蛇，我们死后就挣得了无尽的大功德。杀死敌人获得功德。杀死这条卑劣的蛇，死后你当获得巨大而真实的功德。"

　　瞿昙弥不同意他的见解，说道："折磨并杀死这条蛇有什么好处？不放这条蛇赢得什么好处？——它一直咬人吗？因此，阿周那卡，为什么我们不原谅这条蛇，放了它而挣得功德呢？"

　　尽管阿周那卡反复劝说她杀死这条蛇，但智慧的瞿昙弥没有改变她的心意。于是，那条蛇，在巨大的痛苦中，发出了人的声音，"噢，阿周那卡，我有什么错？我没有任何我自己的意志，我并不是独立的。死神母丢（Mrityu）①差遣我到这里来。在他的命令下，我咬了这小孩，这不是因为我的愤怒或出于我的选择。因此，如果在这一事件中有任何罪过，捕鸟者啊，那罪过就是

　　① 死神Mrityu，音译为母丢。——译者注

那死神母丢的。"

捕鸟者并未被蛇的争辩所触动，他回复道："如果你做了这等恶事，随之你又把它归于另外的一个人，但因为你是这罪恶行为的工具，这罪恶也是你的。制作一只陶罐，陶匠的轮子、杆子和其他东西都是制成陶罐的原因；同样，你也是如此。罪恶之人就该死在我的手下。你有罪。确实，在这件事上，你是自己坦白了！"

在数次争辩后，蛇也没能让那位捕鸟者回心转意。捕鸟者几乎不能接受是死神母丢而不是那条蛇才是小孩死去的原因。

最终，死神母丢出现了，他说道："噢，被卡拉（Kaala，时间）所引导的蛇啊，我将你差遣至此，你与我都不是这小孩死亡的原因。所有生物，动的不动的，天上的或地上的，都被卡拉影响着。蛇啊，这整个的宇宙同样都受着卡拉的影响。明白这一点，蛇啊，你是否依旧觉得我是有罪的？在这一事件中，如果我有任何过错的话，那么，蛇，你也要被追责。"

于是，那条蛇回答道："噢，死神母丢啊，我并不责怪你，我也不会赦免你的一切责任。我只是表示我的行动是被你引导、被你影响的。如果任何罪责都归属于时间卡拉，或者，如果不便把任何责备都归咎于卡拉，那么，这也不该由我来审视这错误。我们没有这样做的权利。正如我有责任从这责备中赦免我自己一样，同样，要明白没有任何罪过该归咎于死神母丢这也是我的责任。"

于是，那条蛇向阿周那卡致意道："你已经听到了死神母丢说的。因此，你用绳子绑我、折磨我是不合适的，我是无罪的。"

捕鸟者说："噢，蛇啊，我听见了你说的，我也听见了死神母丢说的，但蛇啊，这些话并没有赦免你的罪过。死神母丢和你都是这孩子死亡的原因。那受诅咒的邪恶的、寻求复仇的死神母丢，他是造成好人痛苦的根源。"

死神母丢争论道："正如我已经说过的那样，我们都不是自由的代理，我们都依赖于卡拉（时间），我们注定要做指定给我们的工作。如果你彻底地思考这件事，你就应该发现我们没有任何过错。"

捕鸟者依旧没被说服。不久，在他们争论道德这一点的时候，时间卡拉出场了，卡拉对蛇和死神母丢说道："捕鸟者，死神和这条蛇或者我，我们都不对任何生物的死亡负有责任。我们只不过是这一事件的直接原因。阿周那卡，是这孩子的业（Karma）才是造成我们在这一事件中所行的原因。这孩子的死没有任何其他的原因。他被咬死是因为他自己的命业（prarabdha karma）。他的业才是他死去的原因。我们都在承受各自业力的影响。业是导致救赎的一个辅助，正如儿子们一样，业也是人中德行和恶行的一个指示器。我们彼此鞭赶催促，正如众行为也彼此鞭赶催促一样。人们用黏土造出他们想要的任何物件，同样，人们收获各种实果都是由他们自身的业所决定的。光与影彼此相连，人与业也是如此，人们通过他们自己的行为与业相连。因此，这孩子死亡的原因，既不是你，也不是我，也不是死神母丢、不是蛇，也不是瞿昙弥。"

一直在静静地听着他们对话的瞿昙弥插话了，她以一种安慰的语调对阿周那卡说道："这事的起因，既不是时间卡拉，也不是死神，也不是那条蛇。作为自身业力的结果，我的儿子死了。我在过去遭遇我儿子死亡时，我也是这么做的。现在，就让卡拉和死神离开这里吧。放了这条蛇，你也走吧。"

有趣的是，这个故事（蕴含）的核心思想是所有吠陀文献的精髓，包括吠陀经、奥义书、森林书、百咏和各种神歌。然而，印度宗教的很多信徒依旧把大把的时间浪费在因为得失而责备命运、星星甚至众神。我们为我们自己负责。同时，经典并没有说我们不应该采取预防行为，或者我们就该接受这样的命运。经典劝告我们，我们要为命运可能带给我们的一切担负责任，并在考虑所有结果之后采取必要的行动。

值得注意的是，业并非只是简单的外在行为。思想、内在的言语也构成业。这是因为，反复出现的念头让步于生活习惯，后者成了外在的行动。最大的善意并不能免除我们有关行动之不良的思想所带来的后果。

业不是一个宿命机制，相反，业是一个清晰的、无偏见的方法，这一方法要求个体对自己的行为保持觉知。轮回转世并不是旋转木马持续地转动、直到最终获得永恒的喜乐，相反，轮回转世和业的知识恳请人们当下就要采取行动。现在，在这一刻，寻求永恒的喜乐就在这一世。

因为每个行动都会产生它的结果，如果想要好结果，我们就要在行动前考虑行动的后果。一个人可能会就此反驳道，那么，过隐士的生活是最好的行为，它没有多少责任。事实并非如此，睡觉、什么都不做、什么也不想或躺着，等等，诸如此类的行为，尽管看起来好像什么都没有做，但这些行为仍然会有相应的后果。即便在不行动中也有行动。因为，每个行为都会产生一个影响，所以，我们要采取带来好结果的高尚行动，这是对我们有益的。正因为如此，经典劝告我们，要依据我们的达磨来行动，带着完整的意识，没有自反心理制约，来执行那些维系我们的行动。

在《薄伽梵歌》中，克里希那十分清晰地陈述了个体命运或天命是由他们自身过去的业所决定的。天命或命运因此被称为命业（*Prarabdha Karma*）。如果你做了某件好事，那么必然会有好事发生在你身上；反之亦然。由于我们并不知道我们过去的行为和过去的生活，因此，无私的行动（*Nishkaama Karma*）或没有执着的行动，并在行动中找到快乐就是最好的——为了行动而行动，从而成为瑜伽士（*Yogi*），而成为瑜伽士的过程就是瑜伽（*Yoga*）。因此，毫无疑问，所有好的、不好不坏的和坏的一切，你只能自负其责。停止在庙中、在星盘上、在算命先生那里寻求解决方案吧。这些，就像鸦片一样，只能给你提供暂时的安慰。永恒的安慰[1]是，履行你的职责，没有欲望、愤怒、贪婪、迷恋、自我和嫉妒，之后，找到平静。

有什么方法可以让我们发展出更好的判断和思维，以至于执业是为了崇高的事业？答案就是瑜伽。

---

[1]　即觉悟。——译者注

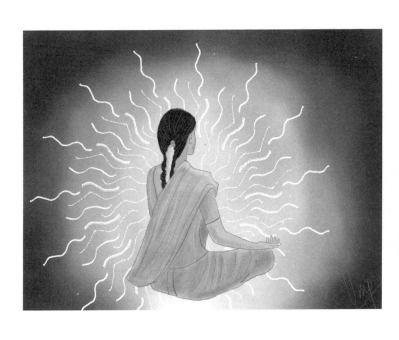

第六章

瑜　伽

瑜伽真实的意义是什么？瑜伽的全部就是体位练习和冥想？

追寻瑜伽有什么真实的益处？与普通人相比，瑜伽士有多大的不同？

在日常生活中，遵循瑜伽原则有什么益处？

对许多人来说，瑜伽意味着练习、体位（姿势）和冥想。这种瑜伽被称为八支瑜伽（*Astanga Yoga*）[①]，它只是瑜伽先知们练习、精进的更大的瑜伽知识中的一小部分。瑜伽，*Yoga*，在梵文中源自词根*Yuj*，意思是纽带或联结，它也有道路的意思。一部威望甚高的吠陀

[①]　也可直接音译为阿斯汤迦瑜伽。——译者注

经典——《薄伽梵歌》，对瑜伽这一主题提供了重要的洞见。《薄伽梵歌》18章，教导了18种不同的瑜伽，每一种瑜伽都可以某种方式解释为发现我们个人和职业生活中平衡、幸福、成功和富裕的道路。为了日常应用瑜伽，下面我们就讲述这些永不过时的智慧。

1. 痛苦瑜伽——沮丧之道①

生活中有困难很正常。但当困难出现时，找到解决问题的实际方法很重要。在《薄伽梵歌》第一章中，阿周那（Arjuna）非常沮丧，他想要放弃这场战斗，因为他认为这场战斗毫无意义。从许多方面来说，阿周那承受着我们今天大多数人在工作中承受的——挫折、愤怒和焦虑。在这些情感压力的影响下，大部分人通常考虑的是放弃，而不是站稳脚跟、尽自己最大的努力。这种情况下问题并不比情况本身更严重，更严重的是心意的状态——沮丧。诸如沮丧等这样的情绪被连根拔起、无影无踪后，我们才会知道，我们可能会难以克服这些问题。

---

① *VISHADA*，*Vish*或*visham*，不纯净或毒液；*ada*，牙齿或咬痕，通常是指被毒蛇咬了。*Vishada*表示因为被咬而来的痛苦和折磨。*Vishada Yoga*又称为*Arjuna Vishada Yoga*，表示阿周那的沮丧。*Vishada Yoga*的状态是与完美瑜伽士相反的状态。——译者注

克服这样的沮丧之道，拥有持续稳定的、不受束缚的心意，是瑜伽诸多目标中最为重要的目标。有着鸡毛蒜皮琐碎问题的大多数人都处在瑜伽的这一阶段。

2. 数论①瑜伽——分析之道

每个人都理解分析的重要性。也有极端分子，他们将分析推到了极限。生活中避免极端很重要。极端——无论好的还是坏的，都会事与愿违。在分析中，客观比主观更重要。为了在甚为困难的时刻也能看到更大的善，就要拥有不被扰动的心意。心意摆脱负面的情绪及其影响之时，我们就可以成为更好的分析师。数论瑜伽是从沮丧之道中找到出路的分析之道。

3. 行动瑜伽——行动之道

行动瑜伽（也称为业瑜伽）教导所有关于作用和反作用的法则——更深程度的因果律或业报律。它的重点是教导过度放纵满足感官（亨受）如何导致束缚，并最终带来所有好事物的毁灭（这一后果）。它也表明了为什么要带着不执（的态度）来执行我们的行动。当今

---

① 数论，Samkya或Samkhya，印度六派哲学之一。——译者注

商业社会中最大的一个挑战就是不健康的竞争。这种极端竞争的意识源于一种不安全感——不安全感也可以被解释为沮丧感。恐惧是非常负面的，它带来的伤害远大于它能带来的帮助。因此，我们看到，这么多商业领袖和经理人拥有这么多与压力相关的疾病，包括高血压、糖尿病和虚弱。行动瑜伽也解释了自然的伟大智慧，解释了一件事如何因为一个原因而发生。甚至科学也可以证明这一事实，即，没有任何事可以没有原因而发生，原因导致结果，这一过程反复持续。业就是宇宙如何运作。要理解，行动瑜伽就是找到工作中的一种完美的平静，即便是在竞争的环境中——远离焦虑和恐惧。

4. 智慧瑜伽——知识之道

吠陀经典十分强调要理解和知道我们到底是谁——它解释了我们如何不是这具身体。这一知识之所以重要是因为我们经常过多地从物质的角度来思考，因此，我们变得越发的无知和贪婪。无知，按照《薄伽梵歌》，也是贪婪。这是因为贪婪产生负面的业，而负面的业肯定产生负面的后果。如果你明白了唯有善产生善、恶产生恶，你就理解了关于物质世界运作的真知识。所以，如果你知道某物是恶的，你还会追求它吗？因此，腐败、贪婪、嫉妒、自大、自私的人，实际上只是因为对真理的无知而遭受生活折磨的无知者。智慧瑜伽列举了不同的真理，对实现个人和人类全体的最好结果以及高效、有效并成功的职业生涯和个人生活，这些真理都是重要的。

5. 弃绝瑜伽（*Karma Vairagya*[①] *Yoga*）——弃绝行动的结果或不带期望地行动

这一瑜伽也称为遁世行动瑜伽（*Karma Sanyasa Yoga*）——它解释了行动和不行动以及弃绝的真实意义。因为，对每一个行动来说，每一个行动都有其相应的反应——即起因和结果，有些人可能会将不行动看作解决方案。《薄伽梵歌》非常睿智地解释了不行动如何也是一种行动。它解释了为什么人们必须要以这样或那样的行动来维持他们的身体。它解释了甚至吃饭、喝水、睡觉也是一种行动！因此，你无法逃离你的行动——如果你浪费你的时间，你也得承受从中产生的后果。然而，最好的行动则是不害怕失败或不期盼成功的行动。保持一种完美的心意平静是成为瑜伽士的前提。

---

① *Vairagya*，不行动、弃绝。——译者注

6. 修习瑜伽（*Abhyasa*[①] *Yoga*）——修习自我控制之道

修习瑜伽也被称为八支瑜伽（阿斯汤迦瑜伽），亦即我们如今所熟知的瑜伽。当你开始从事一个职业时，自然会遇到一些工作效率上的障碍。除非你对你做的每项工作都抱着奉献与爱的心态，不然你无法高效工作。作为现今人们所熟知的瑜伽，八支瑜伽让你得以在日常生活的挑战中准备好你的心意和身体。它可以让你塑造出一具强壮的身体以及一个平静的心意——这两者对于持续工作都十分重要。坚持是成功的关键。当你持续工作而没有伤害自然的精微平衡时，亦即没有任何对失败的恐惧或对成功的关切之迹象，你就真正征服了自己而成了一名瑜伽士。

7. 至尊（*Paramahamsa*）[②]智慧瑜伽——智慧之道

智慧无法被教导或指导。智慧需要觉悟。智慧随着个人的工作、经验以及对公共利益的奉献即修持

---

① Abhyasa，修习、锻炼。——译者注

② *Paramahamsa*，字面意思是至尊天鹅，表示至尊地位，这里简化为"至尊"。——译者注

（*Sadhana*，仪轨）而到来。当你理解了沮丧（*Vishada*）的原因、通过持续不断的修持控制了你的众感官，你就达到了至尊智慧（*Paramahamsa Vigyan*）阶段。经过这一阶段，你就为领导、引导和指导你的同事、家庭、朋友和亲属做了更好的准备。一旦你达到了这一至尊智慧阶段，你的生命就充满了持久的喜乐。

8. 不灭至上梵（*Akshara Parabrahma*①）瑜伽——理解自然实体、物质活动和不断变化的物质显现之本性之道

吠陀圣人相信，除非我们理解了我们深层的真实的、内在的自我，否则我们就无法理解这个世界。对阿特曼的理解，是发现宇宙中所有的存在之间的联结（*Yuj*）的重要前提。当我们真正学习并理解阿特曼的时候，即理解了自我知识时，我们就会更加详细地理解人。通过这一理解，我们能够让我们自己和我们身边的、包括家庭和组织机构中的人们变得更好。对个体和全体之间联结的觉知，导致真正的慈悲——不仅产生善念和行动，也产生万物真正的繁荣。

---

① *Akshara*，不朽、不灭，*Parabrahma*，至上梵。——译者注

9. 王学秘瑜伽（*RajaVidya Guhya*[①]）——与至上意识的联结

知道了意识，并不等于觉悟了意识。吠陀知识的意图并不仅仅只是教导（知识），它也促进人们追随（实现）那些教导。如果那善的被实践了——那使许多人受益的更大的善也会实现。这一理解和对更大的善的坚持可理解为王学秘瑜伽。

10. 富广瑜伽——富裕显现之道

Vibhuti[②]常被译成"圣灰"。*Vibhuti*，也意味着富裕，即巨大的财富和奢华。人们常犯的一个最大错误就是将金钱与财富相混淆。金钱是达成财富的工具，财富是让我们幸福的事物。幸福就是那没有情绪（参与）而达成的，即没有爱欲（*Kama*）、愤怒（*Krodha*）、痴迷（*Moha*）、傲慢（*Mada*）和嫉妒（*Matsarya*）等情

---

① *Raja*，王，王的、国王的；*Vidya*，正知，知识；*Guhya*，秘密。——译者注

② *Vibhuti*，圣灰（由牛粪和其他香料混合焚烧后的灰）、富裕；*Vistara*，广阔的、广博的。——译者注

绪，这些情绪也称为六欲（*Arishadvargas*）①。当你没有这六个障碍或瑕疵而获得任何事物的时候，你的生活就是富裕的。这种富裕是真正的富裕（*Vibhuti*）。因此，理解并意识到这种富裕很重要。

11. 宇宙形象呈现瑜伽——宇宙形象呈现之道

伐致诃利（Bhartrihari）在《离欲百咏》（*Vairagya Shakta*）中说："对穿着鞋袜的脚来说，这整个的世界就像是被毡毯盖住了一样。对那些充满恐惧和悲伤的人来讲，这整个的世界充满了恐惧和悲伤。"当我们没有找到平衡时，心意就可能是虚妄的。这些虚妄是（对于阿特曼的）无知和过度执着的一个结果。正如克里希那正确指出的那样，"从虚妄中升起愤怒，因愤怒而失去正确的判断，因失去正确的判断而做出错误决定，从错误决定中产生了灾难。"在宇宙形象呈现瑜伽（*Vishwarupa Darshana Yoga*）中，学生寻求在他人中看

---

① 在印度神话中，*Arishadvargas*表示心意或欲望的六种情绪，分别是爱欲（*kama*）、愤怒（*krodha*）、贪婪（*lobh*）、痴迷（*moha*）、傲慢（*mada*）和嫉妒（*matsarya*），所以，我们把*Arishadvargas*翻译为六欲。不过，本书的作者在此处并未加入贪婪。——译者注

见他自身的阿特曼、在他自身中看见他人的阿特曼。这是一种不仅与我们自己的同类获得联结的方式，这也是获得与其他生灵联结的方式。对某些人来说，这可能是一辈子持续的过程，这样说不会错。不过，除非我们能够看见每个生灵中（存在）的普遍联结，不然我们离理解瑜伽的基础原则依旧十分遥远。

12. 虔信瑜伽——虔信或爱之道

有多条道路通往我们想要达成的目标。在达成目标的方法中，爱或虔信之道确实是一条很重要的道路。如果我们，我们确实应该带着爱的感情（*Bhakti Bhava*）来行动，那么，我们就在产生一种正面的业。通过这爱的感情，我们也确保毁灭了仇恨——这对我们建立一切善的很重要。通过智慧（*Vigyana*），我们明白，仇恨无法杀死仇恨，仇恨只能引起仇恨。通过完全避开仇恨，我们首先达到一种无差别的状态，无差别的状态最终导致爱和慈悲。当我们难以认可人之中的负面品性时，如果觉悟了爱的感情之概念，我们肯定不会憎恨他们。这是因为，我们知道，在我们之中的也在他们之中，即阿特曼在我们之中也在他们之中，而他们正做坏事是因为他们的无知。有了这一知识，我们就更有能力处理我们家庭和工作中的冲突，因此，引致一个有效益的、丰富的环境。

13．所知与知者分辨（*Kshetra Kshetrajna Vibhaga*）[①]瑜伽——自然之道

这一瑜伽更为人所熟知的名字是原质—原人分辨瑜伽（*Prakriti-Purusha Viveka Yoga*）。它肯定我们并不是这具身体，我们是阿特曼——这意识能量，与任何其他的能量一样，既不被创造，也不被毁灭。因此，当我们觉悟了我们是阿特曼的时候，我们就真的知道了我们既不出生，也不死去——更不用提遭受磨难了。当我们明白了磨难仅仅只是身体的时候，我们自身就没有了任何恐惧。没有了这种恐惧和其他负面的倾向，我们就明白了我们的全部潜力。我们可以客观思考，拥有慈悲心，放弃仇恨，并为我们居住的世界做出积极的贡献。当我们知道我们不是这具身体的时候——压力水平可以降下来，身体也会从中受益，因为许多源自压力的小病小痛

---

① *Kshetra*，知道、已知的事物；*Kshetrajna*，知者、知道的人；*vibhaga*，有别、分别、分辨。——译者注

消失了。更高的效率，更大的能力以及成功，甚至都可以在不关注结果的情况下达成。

14. 三德有别瑜伽——区分三德之道

吠陀教导我们，用三种方式来区分事物，可以更好地理解物质世界。这三种方式即萨埵（Sattva，善）、罗阇（Rajas，中）和答磨（Tamas，恶）。

萨埵的性质是智力、美德、善良，它创造和谐、平衡和稳定。在自然中，它是轻的（不是沉重的）、是明亮的。萨埵提供具有持久性的幸福和满足。它的原则是清晰、宽广、平静，以及将所有事情连在一起的爱的力量。

罗阇的性质是变化、活动和扰动。它产生打乱现有平衡的失衡。罗阇在其行动中是活跃的，它总在寻找给它力量的目标或终点。它向外运动，引发导致分化和瓦解的自私行为。短期内，罗阇是刺激性的，它提供愉悦，但因为它不平衡的本性，很快它就会产生痛苦和磨难。它是引发痛苦和冲突的激情之力。

答磨的性质是迟钝、黑暗、惰性，它是沉重的，在其行动中产生遮蔽或障碍。它就如重力一样阻碍事物，将事物束缚在受限的形态中。它向下运动，引发腐败和瓦解。答磨造成心意中的无知和虚妄，促进迟钝、睡眠和昏沉。它是物质原则或无意识原则，并遮蔽意识。

若要更多地理解生命的物质方面，理解这三种性质的更大智慧是重要的。

15. 至上原人瑜伽——至上享受之道

当我们知道我们不是身体而是阿特曼的时候，我们生活中的压力就会更少。通过减少压力，我们可以客观地理解他人和周边环境，通过这种（理解的）客观性，我们知道什么是好的、什么是坏的，通过这种理解，我们追求那真正的善。通过这种善行或业，我们产生那善的。通过善，喜乐产生了，本质上，这喜乐是持续不断的，最终，我们自己成了善——我们成了至上原人，人中的最高者。

16. 神魔有别（*Daivasura Sampad Vibhaga*）^①瑜伽——神性和魔性之道

我们用品质来决定我们是好的或是坏的。好品质是那种把我们放在完善我们自身、工作和目标之道上的品质。坏品质是那种把我们带离理解我们自身、工作和目标之道并给我们周边带来麻烦的品质。不过，当我们选择善道时，它肯定是不容易的。因为大部分人都会被困难之道吓住，当这些障碍升起时，《薄伽梵歌》为我们征服这些障碍提供了解决之道。

根据吠陀经典，在瑜伽之道上有12个可预见的障碍，每一个障碍都会从中产生出数个结果。然而，这些障碍是正常的，因此，可以说，征服它们就是"最"重要的。这些障碍分别是：

（1）*Vyadhi*：疾病、病害、病痛

（2）*Styana*：昏沉、心理懒惰、低效、懒散、拖

---

① *daiva*，来自神的，*asura*，来自阿修罗即魔的；*Sampad*，圆满、完美；*Vibhaga*，有别、分别。这一瑜伽的重点在于分辨人之中的好品质和坏品质，故译为神魔有别瑜伽。——译者注

延、迟钝

（3）*Samasya*：怀疑、优柔寡断

（4）*Pramada*：放逸、粗心、疏忽

（5）*Alasya*：懒惰、倦怠、怠惰

（6）*Avirati*：执迷、纵欲、缺乏不执、不节制、
　　贪爱

（7）*Bhranti Darshana*：妄见、感知错误，对哲理
　　的困惑

（8）*Alabdha Bhumikatva*：无成就感、无法达成练
　　习的各阶段

（9）*Anavasthitatra*：不稳定、滑落、无法保持
　　平衡

（10）*Chitta Vikshepa*：心意散乱

（11）*Te*：追咎、因为失败而责怪他人或外物

（12）*Antarayah*：阻碍、障碍

　　然而，解决这些障碍及其后果有一条根本的原则，
那就是，心注一处（*Ekagra Chitta*，专注）。尽管心意
专注有许多方式，但原则是一致的。如果心意专注了，
那么，它就不太可能陷入并迷失在源于这些障碍的虚妄

泥潭中。克服这些障碍的关键就是专注。对于把注意力集中在积极的态度、行动或生活环境上，持续回想瑜伽的知识是关键。

17. 三重信仰有别瑜伽——三重信仰区别之道

《薄伽梵歌》的这一章能够让我们理解各种实践，这些实践分别导致体现善行、激情和无知的行为。对我们自己理解并选择一种有效的生活方式来说，这是很重要的一章。通过（正确的）饮食、习惯和思想，它帮助人们保护萨埵。素食主义是培育萨埵的一个重要方式。对于过一种不仅是喜乐的而且也是繁荣的生活来说，健康的生活方式也很重要。

18. 通过弃绝获得解脱瑜伽——弃绝之道

弃绝是瑜伽之完美。瑜伽士是按照他自己的达磨行动且不依附行动结果的人。行走在达磨这条道上，我们可以不受行动及其结果的束缚。弃绝也可以被译成"退休"。对我们来说，懂得何时罢手是重要的。通常来说，在许多组织机构中，老人们因为恐惧失去他们的价值或权力而贪恋他们的职位。与过去他们运用他们的经验来帮助组织发展相反，此时的他们成了障碍本身。对组织和社会来说，不论他们多么聪明或多么足智多谋，他们都是显在的障碍。他们既不为自己好，也不为他们的组织好。对于创建一个培育未来人才的合适环境来说，退休并提供建议是重要的（只在需要寻求他们的建议时），因为组织胜过个体，包括他们的创建者。

总之，记住这样一种最简单的瑜伽定义总是有帮助的，那就是《薄伽梵歌》中克里希那所教导的："心意平静地履行你的职责，放弃所有对成功或失败的执着，这时，就是真正的瑜伽。"

既然我们已经理解了不同类型的瑜伽，那么，谁或者什么才是瑜伽士？瑜伽士和其他人有什么不同呢？

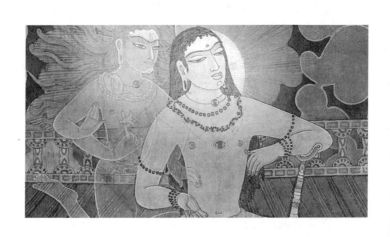

第七章

瑜吉、薄吉和罗吉

永远幸福的人

快乐来自嗜好上瘾的人

因为嗜好上瘾而病的人

根据瑜伽的教导，世上有三种人：瑜吉（*Yogi*，瑜伽士，持续努力改进自己、提升世界的人）、薄吉（*Bhogi*，享乐者，极力满足自己肉体的享乐或嗜好上瘾的人）和罗吉（*Rogi*，病人，滥用自己的身心而遭受难以忍受之痛苦的人）。

在喜马拉雅瑜伽士中，流传着这样一句话，"在夜里，有三个人几乎可以不睡觉，他们是：瑜吉、薄吉和罗吉。"瑜吉，因为他／她持续从事瑜伽修行（*Yoga Sadhana*，致力于推进冥想或沉思这一目标的过程）而不睡觉；薄吉，沉迷于某种物质享乐、一直取悦他的感官而不睡觉；罗吉，曾经是薄吉，但因为嗜好上瘾过度滥用身心以致遭受难以忍受的疼痛，因而无法睡觉。

不幸的是，如今，某些无知的人，他们仅仅凭着练习阿斯汤迦瑜伽（正如大多数当代人所熟知的，体育锻炼）就称呼自己是瑜吉（*Yogi*，男瑜伽士）或瑜吉尼（*Yogini*，女瑜伽士）。这些自诩为瑜伽士的人并不理解瑜伽的真实意义。阿斯汤迦瑜伽只是瑜伽之道上的一小步。

因为瑜伽教导"健康的身体通向健康的心灵"，所以，大部分瑜伽教育都聚焦于通过系列的行动（业）——包括（体位）练习和冥想，来改善人的心灵。但是，一旦你拥有健康的身心，你就需要知道如何使用它们。如果你只是因为要滥用你的身心而让你的身心变得健康，这有什么意义呢？这就好像长时间的戒毒仅仅只是为了戒毒之后的再次上瘾。这是毫无意义的、无用的、徒劳的！

正如受人尊敬的仙人瓦希斯塔（Vashistha）所说的那样："一个吃得过多或过少的人，一个忙于坚持肉体的享乐、情感倾向极端的人，很难成为瑜伽士。"

吠陀教导说，要永远避免任何形式的极端。你吃得过多或吃得过少，都是在虐待你的身体。你需要给你的身体所需要的。

瑜吉是一位完美平衡并坚持走在普遍的社会福利之道上的人。一位瑜吉，既不自大，也不自卑。他不会在性中或任何嗜好中寻找终极的快乐。瑜吉也不是压抑自己的性欲或其他（生理）冲动的人，相反，他超越他的性冲动并在他的修持中找到了极大的愉悦。他生命的目标就是成为一位瑜伽士。一个人可以成为瑜伽士，同时继续过 种普通的生活，留在家庭中、与家人在一起，承担其他义务。成为林栖者不是必要的。居住之地并不能定义一位瑜伽士，但他的心理状态可以定义他是否是瑜伽士。

商羯罗大师（Adi Shankaracharya），吠陀智慧最伟大的辩护者之一，他从更佳的视角告诉我们："当我们是孩童时，我们认为离开母亲生命就什么也不是了。然后，我们长大、交友，在交友中找到快乐。此时，离开朋友，生命好像就变得无聊了。然后我们到了青春期，在欣赏异性、在异性陪伴中我们找到了快乐和享受。问题是，很多人陷在了这种享受中。当他们老了的时候，他们也没有在知识和善举中找到快乐，为了享受肉体的欢愉，他们徒劳地想方设法以保持年轻……"

过度关注享乐就是成瘾（Bhoga），成瘾导致疾病（Roga）。其他类型的过度关注也是如此，如对工作、对家庭等的过度关注。这些专注占满了我们的时间，同时还给了我们一种重要感，它们成为我们自我认同和自我价值的一个部分。在生命的后期，当这些认同被带走之后，留下的则是一种无用感、孤独感和失败感。因此，薄吉永远不是瑜伽。

成瘾有许多种类，但它们的结果是相同的——导致疾病。所有的疾病都源自这样或那样的上瘾。健康的心灵不会上瘾。在任何工作中，如果你太过情感投入，那么也算是一种上瘾。

瑜伽士知道这一点，他从事那种能够带来持续喜乐的行动。在瑜伽文献中，这一过程被称为修持（Sadhana）。如果一个人开始踏上瑜伽之路（即便他已经掌握了八支瑜伽），他最多是一位修道者（Sadhak，求道者），而不是瑜吉或瑜吉尼。

瑜吉或瑜吉尼是真正达成了永久喜乐状态的人——他／她已经超越了每个成瘾的念头。瑜吉也是很少被疾病困扰的人。

没有不执，瑜伽几乎不可能。确实，瑜伽士持续地从事某些工作。但因为瑜伽士情感上并不执于那项工作及其结果，他就不是一个薄吉（享乐者，上瘾者）。另外，也需要知道的重要一点是，瑜伽士依附于他的修持或者从修持中发展出了我慢（Ahankar）时，他就不再是瑜伽士了。事实是，他因形势所迫而采取行动，例如，如果周边环境需要他愤怒时他就会愤怒，但这只是表演，这不会以任何方式影响他的生理或心理的平衡。

　　瑜伽本质上来说没有终点。这是一条持久的道路。在瑜伽中，修持是一趟旅程。当你理解了你所处的那一刻、尽情地享受那一刻，那么，你就已经开始了瑜伽的练习。瑜伽修持的回报是显著的，是即刻的，也是持久的。对于喜悦，不要有任何等待，瑜伽之道上只有喜悦。

　　正如克里希那在《薄伽梵歌》中所说的，瑜伽就是那种行动，在那一行动中"一个人执行行动但不执着行动，均衡地对待成功和失败"。这种均衡的状态就是瑜伽的道路，也是瑜伽的目标。这条道路将你从所有的疾病和成瘾中解放出来。他是一位瑜伽士，不受心理状态和偏见的影响，他对解决问题的方法、管理、权力和财富有着更好的理解。那么，为了成为瑜伽士，如何才能发展出一种必要的心理状态呢？

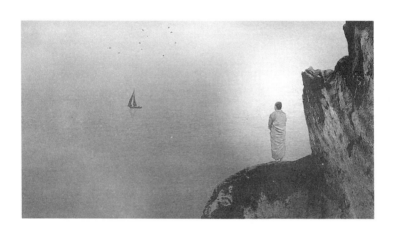

第八章

独处的力量

从孤独、不完备和悲伤的情绪状态，

到独处、完备和幸福的状态。

人是社会动物，独处被认为是为人们所恐惧的。独处会带来囚徒印象：单独禁闭、软禁甚至是被隔离了的病人，独处很少和圣人或冥想者的平静相关联。所有的社会阶层都在建议、鼓励人们彼此陪伴。沉默是一种需要被填补的虚空，独处通常就是孤独——一种缺失、沮丧、需要、不完备和欠缺感。人们将独处与漆黑一团相联系——一种仓皇失措的状态。

鉴于此，很难令人相信独处可以是快乐的——一种关于存在、圆满、活着的观念，存在的快乐，从对真理的觉悟中流溢而出：你自身就是完备的，你并不需要任何人来使你完备，对你来说，你自己就足够了。

区分冥想者的独处与囚徒的绝望是智慧的特性。独处被看作一种手段，一种被智者用来持续寻找终极智慧的方法。冥想者远离尘世和它的普遍的世俗问题，把社交孤立看作一个机会：分析、思考、为了更大的善而思考更好方案的机会。

通常来说，人群可以让人感到孤独，失去个体身份感。因此，不同的吠陀文献都建议我们，在寻求与他人交往之前，个人应当学会通过独处（*Ekaanth*，依靠自己）与自己建立起友谊。这是十分必要的，如果一个人与自己相处都很舒适，那么，他所进入的任何其他关系都不会是为了填满空虚，而是一种协同。

经典也建议我们，通过独处，个人可以凭借他自身的心意提升他自己。心意因此被看作智者的朋友、不智者的敌人。同样，对于已经征服了自身心意的人来说，心意是最好的朋友；但对那些没有做到这一点的人来说，正是他的心意成了他最大的敌人。

心意重要。心意不仅塑造个人的生活，也塑造他周围的社会，甚至有时也塑造世界。这对领袖们来说更为真切。那些没能征服自己的心意但追求征服世界的领袖，常常落得成为暴君的下场，并最终导致他们自己和他们的社会的毁灭。历史证明了这一点。

《薄伽梵歌》（第2章第62—63节）从更好的角度诠释了这一点：没有驯服心意的人在追求欲望目标时，会产生对感官对象的依恋。从这依恋中产生贪婪，从贪婪中产生愤怒，从愤怒中产生虚妄，从虚妄中产生记忆的迷乱，记忆迷乱影响决策，不智的决策肯定带来毁灭。因此，控制了自己感官和心意的人，他们远离依附、欲望和憎恶，获得智慧，安处持续喜乐的状态。

问题随之而来，什么是善待或者驯服心意？这又如何可能达成呢？

用最简单的术语来解释善待心意：善待心意就是在思考中确定、承认我们个体自身的各种局限。我们已经确认我们大多数行为都是基于六欲（*Arishadvarga*）的。有意思的是，决定六欲的思维模式很少是我们自己的。通常，思考中的心意受制于基因、习惯和社会条件。如果我们足够仔细观察我们的思维模式，就会发现我们的思维模式受到我们父母、家庭、社会和过去经验的轻微影响。我们的行为很少是独特的或原创的。

Naveenam Naveenam Kshane Khsane，意为"每时每刻中的都是新的"，或者，"每一个时刻都是新的"。这句话提出，正因为生命中的每一时刻都是独特的，那么，在那一时刻的行为必然也是原创的，而不是反身性的习惯，不是作为解决方案的预案而预先做的准备。

然而，只有当我们深入钻研了我们的精神，识别出我们的核心信念，评估它们对我们所面临的情境的有效性之后，欣赏每一刻的独特性才有可能。除非如此，否则我们只是注定重复历史的习惯动物。

每天花一点时间进行冥想，花点时间来沉思我们的行为（只有通过独处才是可能的），总之，这是一种理解我们精神状态的方法。

于是，独处就成了能够让我们钻研并明白如何稳定我们心意的有力工具。如果在你感觉孤独、渴求陪伴时心意被扰动了，那么心意就不是稳定的。过度渴望社会的接纳是当今社会众多问题中的一种。那些没有得到来自他人或公众的足够赞赏而焦虑不安的人，就是心意不稳的人。对于不稳的心意，生活的唯一方式就是寻找一种方法来找到社会的接纳——得到所爱之人的赞赏、得到上级的嘉奖、得到同辈的证言、得到媒体的公开、得到组织的奖励。并不需要天才才能识别出这些饱受困扰的灵魂。当他们位高权重时，情况可能更加令人不安。

在独处中我们进入我们自身中，通过沉思和冥想，我们发现了对我们的进步来说最为精髓的是平静。如果你无法独处，显然，你有你自己的问题。你内心深处的某个地方并不平静，甚至更糟的是，在那里你正在与你自己进行着战斗。

因此，如果你追求为了这世界更好而工作，那么，你的内在就必须平静。正是因为源自我们内在的自我之光，我们才能照亮这个世界。

了解了意识的本质，认识到有意识地采取行动的重要性，了解了瑜伽士以及成为瑜伽士的方法，现在，我们将视角聚焦在吠陀智慧（和从前的瑜伽士）所关注的不同主题上。

接下来的各章，将为这些主题——解决问题、教育、管理、权力和财富——提供不同的视角。这些视角并不是单个个人的理解，而是连续数代的瑜伽士们的教导——在致力于改变世界之前，这些瑜伽士首先征服了他们自身的局限。

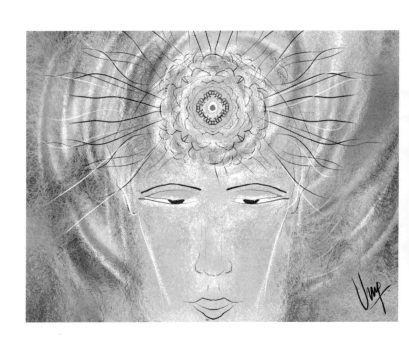

第九章

解决问题

处理问题有两种方式：解决它或忽视它。忽视问题可能导致混乱。为克服各种性质或各种大小的个人问题，吠陀智慧提供了简单而有效的观点。

问题是生活固有的部分。然而，如果不花费精力并注意处理它们，它们就有可能演变成危机。这里提供"吠陀六步法"来处理你的个人问题：财务、人际关系、职业或其他任何问题。

1. 寻求安慰

人们常常抱着寻求解决问题方案的希望去寻求朋友和熟人的陪伴。这样做并不明智。你必须知道，唯一能够帮你从困境中解脱出来的人只有你自己。他人能做的最好的事情，就是给你提供协助。然而，起初的发泄、哭泣和寻求他人可能的观点是有益的，但最终人们必须自己决定下一步该如何行动。他人提供的所有观点，都仅仅只是被他们自己的偏见和条件所玷污的观点。因此，试着让自己单独在一处安全、可靠的地方，培养平静的感觉，确保自己不会诉诸任何形式的成瘾行为。这些在提供你暂时放松的同时，也可能会加重你正面临的问题。要相信，除非你自己面对问题，否则永远不会有可行的解决方案。面对危机的最好方式是自我陪伴。

2. 冷静下来

无论何时，当你处在危机中的时候，你自然会失去理智，经历焦虑／恐慌。因为这些恐慌、焦虑或恐惧的状态附加在问题上，人们采取极端的决定，结果常常事与愿违。因此，在采取任何极端方法之前，冷静下来很重要。冷静的最好方式是，舒适地坐下来或躺在床上，然后，注意力完全集中在呼吸上。试着调节你的呼吸，让呼气和吸气变得深长、稳定。稳稳地关注你的呼吸，最终你会看到焦虑和压力水平极速下降。平静了心意之后，试着用好的想法或用音乐进一步放松自己。提醒自己，希望和恐惧都不是真的，它们都是你想象的虚构。但是，恐惧能够引出你最坏的一面，希望肯定引发你最好的一面。恐惧会放大每一个负面的结果，希望则会带来力量的可能。没有任何恐惧是值得利用的——正如每一个希望都值得持续和细心地培育。试着沉浸在某些正面的消遣中，可以看一本好书、一部电影，听一首音乐，甚至陪陪你的宠物。确保这些消遣在任何方面都不是负面的：书籍应当是给人激励的，电影应当是平静的——不是恐怖或情感驱动的，音乐应当是那种让你感觉更好的，宠物应当是那个你喜欢拥抱和一起玩耍的。这会给你带来短暂的休息，远离你的问题，并将你的思想重置到正确的方向上。

3. 找到问题根源

一旦你的心意平静了下来，之后要及时回来，努力寻找问题的根源。记住：没有无原因（问题）的结果，没有无结果的原因。重新思考将你引向当前问题的环境、人物或情况，确保你客观地看待这些。不要批判任何人，包括你自己。只是观察问题，用你看电影的方式来观察问题——要将情绪分离出去。（正面和负面的）情绪都是自然的，这没错，但是在解决问题中它们常常适得其反。不要因任何原因去憎恨或诅咒任何人，因为这会引发愤怒、遮蔽你的思考，试着理解为什么有人做了那些事。列出问题的原因，一旦完成这些，再重新来一次，直到你相信你已经分析出最初的原因。

4. 承担责任

无论发生什么事，永远记住，你，你自己，是负有责任的。不要把责任转移到他人身上，包括你的星座、众神、敌人或其他人。甚至如果他们在你的问题之中扮演了什么角色，也是你通过你的行为将他们带向了你。责备他人并不能获得任何东西。只有当我们承担起责任时，问题的解决才得以可能。承认你的错误、你的局限和你的无知。当你承认你的这些局限时，你就会处在稳妥之道上，在这条道上就会发现切实、明智且持续的解决方法。

5. 找出解决方案

当你心意平静、承担了问题之责时，你可能会惊讶地发现你的心意能够成就的是什么。在适当的时机，它会向你提供一系列可选择的解决方案。但是，在你选择方案时，要确保它不含任何负面的情绪倾向。吠陀智慧教导我们，所有不基于淫欲、愤怒、沮丧、贪婪、自傲和嫉妒的努力肯定会结出想要的果实。确保不被前述六种负面倾向困扰，因为它们本身就是问题。你很少能够用另一个问题来解决这一个问题，问题会被更多的问题加重，问题只有通过解决方案才能解决。

6. 坚持努力

当你开始着手解决问题时，你的坚持就是关键。你可以相信或不相信运气。不过，在关于运气的想法中，你的视野范围内什么都没有。因此，要坚持不懈。如果你相信某种事物并朝着它努力，持续不断地努力，那你就有更大的机会来达成你的目标——幸福和成功的人生。

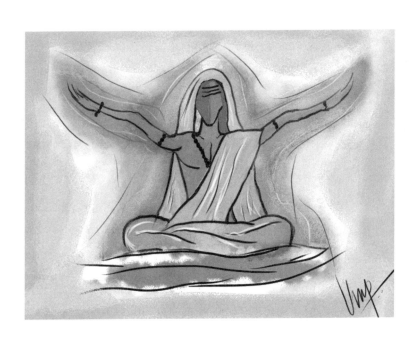

第十章

真正的古鲁

古鲁不仅仅是任何一位老师，或者是一位穿着橘黄色的衣服寻求关注来挣钱的人——不论是直接或间接的，他不是那种渴望关注的人。古鲁这一概念超越这些。

梵文古鲁，*Guru*，常被误译为"老师（teacher）"。老师，在梵文中是"*Shikshak*"。老师是教导、教育我们的人，他确保我们学会读、写和理解。然而，老师不对他的学生全部的福祉负责，他只关注他的特殊目标。一位老师是一位专家，他通过教育来谋生。

但是，古鲁远远超出一位普通的老师。古鲁是一位导师，他启发，他培育。与老师不同，古鲁并不是通过一个职业来换取金钱或任何其他物质利益。说实话，他避免任何得到回报的念头。作为他的职责，出于爱，他做他所做的，他远离所有的结果。古鲁是圣人，是弟子们灵感的灯塔，尤其是当弟子们遭遇危机的时候。

古鲁也是那个我们跟他学习智慧的人。吠陀仙人（圣人）宣称，我们所希求的每样事物——幸福和知识，都在我们自身深处。当老师（*Shikshak*）为了让我们明白我们想要什么或者可能不想要什么而努力时，古鲁（*Guru*）将我们介绍给我们自己，在我们中慢慢灌输寻求、引导和启迪我们自己的智慧。

吠陀文献有两个值得回味的有趣故事，这两个故事可以帮助我们理解古鲁一词更深的意义。

据说卡拉迪（Kaaladi）的商羯罗（Adi Shankaracharya），他是不二论（*Advaita*）①领域的先驱者，有一

---

① 印度六派哲学之一吠檀多派哲学的一个分支，全称为吠檀多不二论（*Advaita Vedanta*），商羯罗为该派哲学的著名理论家。——译者注

次，在去位于瓦拉纳西（Varanasi）圣堤（*Hari Ghat*）
洗浴的路上，他遇到了一位送葬人（*Chandaala*）①（在
火葬场工作的低种姓人）。商羯罗惊恐地发现出现了
这么一位不可接触者，他告诉送葬人让他保持距离。令
商羯罗十分诧异的是，这位送葬人提出了一些商羯罗自
己正在研究的与不二论哲学相关的问题。送葬人问道：
"你让谁离开远点？是这具身体还是居住在这具身体内
的阿特曼（意识）？不同尺寸和颜色的陶罐都是用同样
的黏土制成的，同样，你的身体和我的身体都是由相同
的物质构成的。这样的身体如何能够要求另一具身体离
远点？它们不都是相同整体的部分吗？"传说这位送葬
人的言辞震惊了商羯罗。他意识到，人和人之间的不同
源自身体的尺寸和外形的不同以及感知这不同的心意
状态。然而，阿特曼远远超越所有这些。商羯罗不仅
为这位送葬人解说了他宣传已久的不二论哲学实际的
一面，并因有机会解说他的不二论学说而向送葬人致
敬，他还献上了敬礼，将送葬人当作他的古鲁。商羯罗
十分感动，作了一首诗，题为《确信五颂》（*Manisha*

①　根据印度传统，在火葬场工作的送葬人是不可触碰的。
——译者注

Panchaka）①。在这首颂诗的末尾，商羯罗宣称，"那从非二元的角度看待创造之物的人就是我真正的导师，他可以是一位婆罗门（*Brahmin*）或是一位送葬人。"这里，吠檀多不二论（*Advaita Vedanta*）的伟大的提倡者宣称，古鲁可以是任何种姓、信仰、年龄、性别的人甚至其他物种。任何在我们努力觉悟我们真实的自我和全部潜能的进程中帮助我们的人，就是我们的古鲁。

在这方面，还有另一个值得回味的故事，这个故事出自托钵僧达塔特瑞亚（Avadhoota Dattatreya）②。

据说，有一次，国王亚度（King Yadu）在森林里看见托钵僧达塔特瑞亚，国王问他："先生，你受人尊敬，因为你相当有能力、精力充沛、富有智慧。既然你

---

① *Manisha Panchaka*，或*Manisha Panchakam*，或*Maniishhaa Panchakam*，是商羯罗所作的一首诗。这首诗表达了一旦某人获得了自我知识，诸如种姓这样的问题就变得完全无关了。——译者注

② Dattatreya仙人是一位托钵僧，被认为是印度瑜伽的先师之一。后人将他看作梵天、毗湿奴和湿婆三位一体的化身。《自由之歌》（*Avadhoota Gita*）被认为是他的作品。——译者注

是这样受人尊敬的人，为什么你住在森林里、远离任何
欲望？既然你没有亲属、亲戚，甚至没有家，为什么你
还能如此喜乐、如此自我满足？"

　　这位托钵僧（*Avadhoota*，字面意思是：放弃了所
有世俗欲望的人）回复道："我满足是因为我对自我的
觉悟。通过二十四位古鲁，我获得了源自宇宙万物的必
要智慧。让我照着原样为你细细阐述它们：

　　"1. 大地：人们耕作、挖掘，对土地没有任何尊
重。人们在地上生火。然而，大地母亲并没有偏离它维
系生命的道路。另一方面，她庇护着每一个生物，即便
它们伤害她、将她踏在脚下。大地的这种特性让我明
白，要成为智者，就必须永不偏离他的达磨，或者在任
何情况下都不偏离耐心、爱和公义的誓言，他应当将他
的生命致力于众生的福祉。因此，我把大地看作我的第
一位古鲁。

　　"2. 空气：我观察到空气是纯净的、无色的，它不
带任何好恶地吹过香甜的和恶臭的事物。尽管它似乎在
某一刻散发出它周围环境的味道，但短暂的时间过后，

它就显示出它那纯净的品质。从这点，我学到了灵性追求者应当生活在世上，不受生活中诸如快乐和悲伤这样二元性的和感官对象的影响。一个人应当情绪稳定，言谈不受虚无的对象染着。因为，我从观察空气当中学到了这些，所以空气是我的第二位古鲁。

"3. 天空：灵魂像天空一样无处不在。我注意到，有时候天空（或空间）充满了尘土或烟雾。在日出、在夜晚，明显地，它染上了不同的颜色。但事实上，它保持着它无色的自我，永不被任何事物触及或染着。从这之中，我学到了真正的圣人应当如天空或空间一样纯净，不被时间中的现象、世上的任何事物——包括他自身的生理过程所触及或影响。就像天空一样，他内在的存在完全不受那对事物和事物的反应而生起的情绪所影响。因此，我将天空或空间视为我的第三位古鲁。

"4. 火：我的第四位古鲁是火元素。有时，火用闪烁的火焰来显现自己；有时，它以被灰烬遮盖着的琥珀显现自己。但，它是为每一个人的——不论他们的道德价值，它烧尽他们的罪业，同时它保持着永恒纯洁的神圣。因此，完美觉悟的圣人也是如此，也应该接受每一个人，烧尽他们的罪业、祝福给予者。尽管火没有它自身特定的形态，但当它与燃烧的燃料相联结的时候，它就有了十分明显的形态。因此，真正的自我，尽管没有形态，但在与相应的物质结构物联结在一起的时候，他就以天神、人类、动物和树木的形态显现出来。宇宙中所有形态的起点和终点仍旧神秘。所有的事物都只是在它们的起点和终点之间、在时间和空间中显现。它们的起点和终点是真正的自我，他是永恒的、不变的、未显的、无处不在的。火元素的本质就是如此。显现出来的火把它燃烧的各种事物转化成为相同的灰烬。类似的，自我觉悟的智者拒绝事物显现的形态和特性，将这些形态和特性视为虚妄，他明白它们独一原初的本性就是它自身。因此，火元素是我的第四位古鲁。

"5. 太阳：我的第五位古鲁是太阳。尽管我们日常看到的太阳只有一个，但当它被水投射在不同器皿中的时候就表现为多。类似的，独一的自我，当被众多生物体的生理结构投射在众多生物体中的时候，就显现为多。太阳照耀，自然中的许多形态就进入我们的视野，圣人也是如此，他把所有事物的真实本质启发给他的虔信者。

　　"6. 鸽子：我也从鸽子那里获得智慧。曾经有一对鸽子住在一棵树上。它们哺育幼鸟，用深情和爱抚养幼鸟长大。一天，幼鸟掉进了猎人的陷阱。老母鸽带着给幼鸟的食物从林子中飞回来的时候，看到了它们的困境，因为她无法离开它们，她就冲进陷阱，和幼鸟一起共担命运的磨难。不久，雄鸽回来了，因为他也无法承受与他的甜心的分离，他也跳进了陷阱，一起面对终结。鉴于此，我明白了，即便生来便是智慧的人，也被束缚在占有欲之中，引发他自身精神的毁灭。自我，原本是自由的，但当与肉体感官相系之后，就将自己认作它自身，因而陷入无尽的出生、死亡和痛苦的轮回之中。因此，鸽子是我的第六位古鲁。

　　"7. 蟒蛇：蟒蛇懒惰，不愿外出捕猎。它反复徘徊，吞噬它所偶遇的生物，这样足够满足它的饥饿。从这之中，我学到了追求智慧的人应该克制追求享乐，满意地接受他本能所得到的一切。就如蟒蛇一样，他应该忘记睡眠和醒态，要处在一种持续不断地冥想自我的状态中。因此，蟒蛇是我的第七位智慧的古鲁。

"8. 大海：沉思了大海的壮观之后，我收获了很多智慧。任意数量的河流都可以流进大海，然而大海仍旧维持着它的海平面。夏季，当所有的河流都干涸了的时候，大海也不会减少一根头发的宽度。同样，生命的喜悦不会让智慧的圣人高兴，生命的悲伤也不会让智慧的圣人抑郁。大海从不会越过它在海滩上的边界，智者绝不会在情绪的推动下越过道德的最高标准。就如大海一样，智者不被征服，也不会为任何事物所困扰。就如深不可测的大海一样，智者的真实本性和他智慧的深度不能被任何人轻易地把握。将这一智慧教导给我的大海，是我的第八位古鲁。

"9. 飞蛾：我经常看见被火焰所惑的飞蛾（或者更准确地说，蚱蜢）飞进火焰而被烧死。同样，不动脑筋的人被感官虚妄的快乐所惑，因而陷入生死不息的轮回中。但是，智者，甚至只看了一眼智慧之火，这时，他都会放下任何事，跳进那智慧之火中，烧尽那受限之自我的虚妄。因此，飞蛾是我的第九位古鲁。

"10. 大象：大象是我的第十位古鲁。人类在丛林中把一头母象喂得饱饱的。一头野象误认为她是伴侣，就靠近她，于是这头野象就被狡诈的人类熟练地绑进了枷锁中。同样如此，不知悔改的人被异性所惑，被束缚在迷恋的枷锁中。追求解脱的求道者，应当学习摆脱色欲。因此，大象是我的古鲁之一。

"11. 蚂蚁：蚂蚁储藏很多食物，不过，它既不自己吃，也不出于同情给其他动物吃。结果就是，其他更强壮的动物就试图去掠夺蚂蚁。同样，那些仅仅储存物质财富的人，成了抢劫和谋杀的受害者。但是，蚂蚁也有积极的一面教导给我们。它是不知疲倦的工人。并且，在努力收集财富的过程中，它从不因为遇到任何障碍和挫折而泄气。因此，智慧的追寻者应该不知疲倦努力自我觉悟。这崇高的真理是由小小的蚂蚁教导给我的，我将它尊为我的第十一位古鲁。

"12. **鱼**：鱼贪婪地吞噬鱼饵，但它立刻就会被鱼钩钩住。从这之中，我觉悟到，许多人因为对美食的贪求而遭到了毁灭。当味觉被征服时，所有其他的感官也被征服了。不过，鱼也有一种积极的特性，鱼从不离开它的家，即水。因此，人绝不应该忘记他的真实自我，而应该一直觉知到内在的存在（自我）。因此，鱼成了我的第十二位古鲁。

"13. **平尕拉**：第十三位唤醒我的灵性的古鲁是一位名叫平尕拉（Pingala）的妓女。有一天，她正热切地等待一位客人，希望他阔绰付钱。她等啊等，一直等到深夜。等到最后，那位客人也没有出现，这时，她终于大失所望，哀号道：'呜呼！我真傻！我忽视了内在的圣灵，永恒的喜乐是由它决定的。我傻傻地等待那激发了我的欲望和贪婪的浪荡子（好色之徒）。此后，我应当专注于自我（Self），与它联结，获得永恒的喜乐。'通过这样的忏悔，她获得了祝福。此外，通过反思（这故事的）明显的意义，我也意识到，同样地，有志者应当为了更大的愉悦而直接拒绝较小的愉悦。我明白了，虚伪的安全的诱惑是痛苦的根源；放弃这些诱惑，是觉悟无尽喜悦的唯一手段。

"14. 制矢人：我曾经观察过一位制矢人，他完全沉浸在浇铸锋利的箭头中。他忘了所有其他的一切，以至于他甚至都没有注意到从他身边经过的皇家庆典。这场景唤醒了我关于专心致志这一真理，所有沉浸于对自我（Self）的沉思，自动消除了世上其他琐碎兴趣的诱惑。这是灵性修持获得成功的唯一秘密。因此，制矢人是我的第十四位古鲁。

"15. 小玩童：小男孩和小姑娘并不知道荣耀或羞耻。对任何人，他们都没有怨恨或偏见。他们不知道什么是他们自己的，什么是属于他人的。他们的快乐源自他们自身和他们与生俱来的创造性，他们不需要任何外物或条件来获得快乐。我觉悟到完美觉悟的圣人也是如此。因此，玩耍的孩童碰巧成了我的第十五位古鲁。

"16. 月亮：在自然界所有的事物中，月亮是独特的。在光明的两周夜和黑暗的两周夜之间，它显现出盈亏圆缺的变化。事实上，月球本身是不变的。这一现象，就好似人的自我。一个人，经历婴儿、孩童、青年、成年和老年，但他的真实自我是不变的。所有的变化都只是身体的变化而非自我。此外，月亮只是反射太阳的光芒，它自身并不发光。同样，人的灵魂或心灵也只是真实自我的觉知之光的反射。获得了这个真理教导后，月亮成了我的第十六位古鲁。

"17. 蜜蜂：蜜蜂在花朵间徘徊采集花蜜，但它没有伤害花朵一丝一毫。同样，灵性追寻者应当学习所有的神圣经典，但在他的心中只保留对他的灵性修习至关重要的内容。这样的教导是我从我的第十七位古鲁蜜蜂那里学得的。

"18. 鹿：据说鹿非常喜欢音乐，以至于偷猎者用音乐来诱捕它们。从这之中，我学会了激情和感官的欲望会很快对那有着追求世俗音乐这一弱点但有志于寻求灵性的人产生阻碍，直到他最终失去他早先达成的灵性进展。教会了我这一真理的鹿是我的第十八位古鲁。

"19. 食肉鸟：一只小小的食肉鸟是我的第十九位古鲁。一天，我看到这样一只小小的食肉鸟叼着一只死老鼠。有很多其他的猛禽如乌鸦和老鹰攻击它，它们啄它的头，啄它的侧翼，它们想要小食肉鸟扔掉那只死老鼠。可怜的鸟儿因此很为难。最终，小食肉鸟明智地丢掉了它的猎物，其他的鸟儿随着那猎物追了过去。它就这样从麻烦中解脱出来，它放松地叹了一口气。从这之中，我学到了这样的道理：追寻世俗愉悦的人很快会和追寻相同事物的同类发生冲突，而且也必须面对这样的冲突和敌意。如果学会了征服对世俗事物的渴望，他就可以从这样的不幸中解脱出来。我觉悟到这是通往世界和平的唯一道路。

"20. 少女：我曾经看到过有一家人去拜访一位少女的家，希望这位少女能嫁给他们的儿子。当时，少女的母亲不在家。因此，少女不得不亲自拿出点心来招待客人，并立刻开始用杵捣碎谷物。她戴在手上的手镯互相碰撞发出声音来。她担心客人可能会听到这声音而不高兴。在印度，少女在任何时候都不应该脱下她手上所有的手镯。因此，她在每只手上只留下两个镯子、摘下了其他的手镯。但即便如此，手镯仍旧互相碰撞发出声音。这一次，她在每只手臂上只留下了一只手镯，她安静地完成了她的任务。鉴于此，我认识到，一心一意的努力可能追求几种灵性实践，只有在独处中，灵性追寻者才能执行他的任务。知道这个真理，从此后我就独处修行。因此，这位少女成了我的第二十位古鲁。

"21. 蛇：我观察到大蛇从不为自己筑巢。白蚁为自己造好蚁丘，大蛇最后会霸占这一蚁丘。与之类似的是，世上的人必得忍受很多艰辛才能为他们自己建起房子，然而，某位遁世的僧人却住在他家。或者，他住在老旧的破庙里，或者住在树荫下。大蛇蜕皮，留下了它的旧皮。瑜伽士在生命的终点也是如此，他从容地留下他的身体，他充分觉知了他自身真实的自我，不为死亡这一现象所恐吓。另一方面，就如脱掉破衣并换上新衣一样，他脱掉了他的旧身体。如此，我的第二十一位古鲁就是蛇。

"22. 蜘蛛：蜘蛛是我的第二十二位古鲁。它以丝腺产出的蛛丝编织它的蛛网。一段时间后，它把它的蛛网又回收进它的体内。至上者从其自身抛出了所有的创造物，一段时间后，在（宇宙）消解时分，再回收到他的体内。个体灵魂也是如此，在他以人或其他任何生物的形态出生之时，在其自身内，他携带着感官和心意。然后，他就把它们作为感觉器官、行动器官和整个身体抛射出来。根据他灵魂潜在的倾向，生物因此出生了。为了活着，他收集所有谋生方法和所需的物质对象。在他生命的末期，在死亡的那一刻，灵魂再次摄回感官、心意和获得的所有倾向。这就是我从蜘蛛那里学到的。

　　"23. 毛毛虫：毛毛虫也是我的一位智慧之师。（毛毛虫的妈妈）黄蜂将它的毛毛虫放在一个安全的角落里，把它封在它的巢里，它在毛毛虫的周围嗡嗡地飞。年幼的毛毛虫害怕这持续不断的嗡嗡声，以至于除了这嗡嗡叫的黄蜂，它没办法思考其他的任何对象。在它黄蜂母亲这样断断续续的注视下，毛毛虫很快也长大了，它成了一只黄蜂！同样，真正的弟子如此迷恋、如此敬畏他自己古鲁灵性的卓越，以至于他不能思考除他古鲁之外的任何人。通过这样的凝视，他自己很快也逐渐成了一位伟大的灵性导师。因此，毛毛虫成了我的第二十三位古鲁。

"24. 水：水是我的第二十四位古鲁。它为每一个生物解渴，维系无数的树木和所有的动物。虽然它为所有的生物服务，但它从不为自己感到骄傲。此外，它谦卑地寻找最低的洼地。同样圣人也应当把健康、和平和喜乐赐予每个求助他的生灵。然而，他应当永远作为自然创造中最谦卑的那一位活着。

"带着这样的谦卑和虔信，我把万物当作我的导师，我收集智慧，通过耐心的努力，通过智慧，我实现了获得喜乐这一目标。"

这里，要明白的是，这些故事都是寓言，任何想要达成某个目标的有志者都可以利用这些故事。对这些故事所蕴涵的智慧的理解则取决于读者的视角。

最后，这里需要重点注意的是，古鲁（Guru）由两个词组成，分别是古（Gu，无知）和鲁（Ru，毁灭者）。因此，古鲁是任何可以摧毁我们内在或外在的无知的人。无知不是祝福，它常常是人类自我折磨的根源。当我们认出了无知，解决的方案也就出现在眼前，我们就可获得平静。

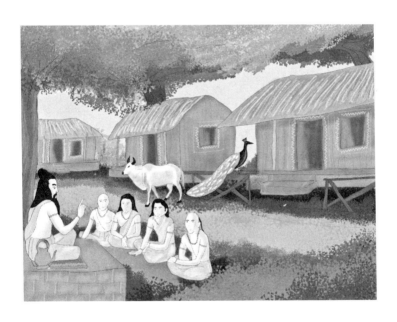

第十一章

王古鲁

古鲁让最强者谦卑，并指导他们走上智慧之道。

亚历山大大帝在雅利安王朝（*Aryavartha*，即印度）的时候，击败了普鲁（*Puru*，又名Porous），印度次大陆西北边界上旁遮普（Punjab）一个小国的统治者。他在这个被他征服的国度里行军，看到了那些只在腰间围着简单布片的苦行者。他们说没有任何东西是他们的，看起来他们也没有不幸，与之相反，他们看起来既幸福又满足。对那位想要统治世界、满足自己对权力的渴望之人即马其顿的国王亚历山大来说，这真的很奇怪！在召唤一群苦行者到他的帐篷里来之前，他肯定这样想："那些乞丐没有任何财产，也不统治任何人，他们怎么能够这样幸福？"

通过翻译亚历山大询问他们，为什么他们这样卑贱地生活却能如此幸福和满足。据信，苦行者之一名为丹达米斯（Dandamis）的吠陀圣人答道："国王啊，每个人能够拥有的唯有这块他所能站立的土地。与我们所有人一样，您也不过是人，您带着军队从家乡一路过来经过许多国家，除了您总是忙于破坏，您成了您自己和其他人的大麻烦。好吧！您很快就会死去，然后，您只能拥有足够埋葬您的那块土地。我们非常幸福，原因就是我们知道这个事实，而因为您错误的骄傲和权力的虚妄，您认为幸福在您自身之外。"

用当时希腊历史学家的话来说，丹达米斯说的话让那位伟大的征服者谦逊了下来。他深切地自省。没人能说出他沉思得有多深，但那位"伟大的马其顿国王"没有杀死苦行者圣人是事实。为什么会这样？或许，可能是因为，在他持续征服世界期间，从没人对他说过这样的话，因为任何没有得到他的指示而对他说话的人，都已经永远地安息了。

王古鲁，仙人瓦希斯塔（Rajaguru Rishi Vashistha），
在对罗摩传授智慧时说："我没有任何爱恨。我的心不抱
渴望，不过，它是平静的、平衡的。我在一块木片、一位
美女、一座山、一根草、一块冰、一堆火和一片空间中，
我在万物中，看见了那独一的共同基质，我不为'现在我
该做什么'或'明天我将获得什么'等之类的想法所担
忧。我不为年老或死亡的念头所困扰，我不纠结于对幸福
的渴望，我不把某物看作是我的，也不把他物看作不是
我的……我既不为繁荣所扰，也不为我遭遇的灾难所困，
因为我用平等的眼光看待它们，正如我把自己的手臂看
作手臂一样。我所做的，未被欲望或私我意识的淤泥染
着。因此，当我富有权力时不会昏头，当我贫穷时也不会
乞求。我不让希望和期盼触及我，即便一样东西已经老了
破旧了，我也会以明亮的眼光看待它，就好像它是新的一
样。我为那些高兴的人感到欣喜，我也分享那些遭受痛
苦煎熬之人的悲痛，因为我是万物的朋友，我知道我不属
于任何事物，任何事物也不属于我……"

从《罗摩衍那》（Ramayana）和《摩诃婆罗多》
（Mahabharata）的时代直到孔雀王朝（Mauryas），吠

陀王国充斥着关于具有"神秘"力量的苦行者让最强大的国王变得谦卑的故事和传说。通常，苦行者在他们的道院（ashrams）训练这些国王。道院，又被称为古鲁之家（gurukuls），是人们前往学习终极智慧的地方。在古鲁之家，帝王之子也要撕碎他们的王室衣服，和其他同时到来的年轻人一样生活。到古鲁之家并不需要费用或捐献，当时的教育体系更多的是国家资助。只凭着谦卑和美德就可进入学校（shikshalaya）、大学（vishwavidyalaya）或古鲁之家。

　　看待教育，吠陀圣人有着不同的角度。在吠陀时代，教育是个三步走的过程。这个过程包含：学习（Shravan）、没有操控的记忆（Manan）以及持续评估（Nidhidyasan），即通过应用、经验和回顾省思来持续评估所记忆的数据和信息。如今，很多人认为曼陀罗（mantras）就是帮助冥想时心意专注地反复背诵的某一个词或声音，就像一首吠陀颂歌，或者甚至就是一个句子，或者反复快速念诵的一个口号。而在吠陀时代，曼陀罗是一个体系，通过这一体系，将已经理解了的知识转变为一首颂歌，以便学生记忆。于是，学生可以反思曼陀罗，然后加深对他们的理解，这超越了所有教育的层次，从一开始，就反复教导学生思维的过程。我们必须记住，那时还没有印刷术，因此诸如书籍等很缺乏。颂歌（基本上就是诗歌）是一种更容易记忆、也更容易反思的形式。

吠陀先知们相信，除非没有歪曲或个人偏好地记住得到的信息，不然真正的理解或知识是不可能的。因此，在学生学习曼陀罗的真实意义之前，首先就要求记住曼陀罗。到目前为止，这是老师（*Shikshak*）、教授（*Acharya*，阿查亚）或古鲁（*Guru*，导师）将知识传递给学生（*Shishya*）的一种较好的方法。古鲁—学生的传统（*Guru-Shishya parampara*）是教育的基础，本质上，不仅仅是因为缺少印刷术而不易获得书籍，也因为书籍本身无法解释（知识的）细微差别，以及没有相关的语境而被误解。因此，为了学习任何他渴望学会的知识，学生不得不寻求老师、教授或古鲁的帮助。

反思（*Vidhidhyasan*）的技巧，教育过程中最关键的要素，是受过训练的学生在他们成为古鲁后也会教给其他学生的一种方法。反思，或持续性的沉思所有习得的数据和信息，是一个终身的过程。吠陀时代的古鲁，他们很清楚，事实并不是永恒的真理。事实随着时间和情景的改变而改变。今天的一个事实，明天可能就不是事实了。因此，必须时时反复检验事实的相关性。如果它们无法通过检验，那么，学生则被建议放弃这样的数据和信息。相关性是重要的，也是至高的。这也被看作是智慧的基础。尽管古鲁受人尊敬，但从他们那里学到的一切则仍要不断进行验证和发展。知识随着经验得以改进并传给下一代，或者，在一系列沉思后被认为是不相关的而被简单地放弃。吠陀智慧的特点就是，既不迷信，也不盲崇。

与灵性知识一道，教育的吠陀传统扩展到了诸如木匠、铁匠、石匠和武艺等行业。维系社会的每一样事物，都依照学生的兴趣和能力教给学生。

古鲁贡（*Gurudakshina*，给古鲁贡礼）是学生献给古鲁的，这些供奉通常是学生通过应用他们从古鲁处学到的知识而获得的事物。古鲁贡并非是强制的，但也被看作一种对古鲁的深切尊敬，这一传统也支撑着学习传统。值得注意的是，古鲁并非是传统的老师，他们不需要从学生处获得任何东西，他们能够从各个方面照顾好他们自己。

　　通常来说，当王子成为国王，他们会继续从古鲁处寻求指导，这些古鲁被亲切地称为"王古鲁（*Rajaguru*）"，即国王（*raja*）的古鲁。这些王古鲁常常是最有影响力的人。毕竟获得了国王全部关注的他们，有足够的理由富有权威。然而，这些古鲁极少让权力或它的任何一种形式包括金钱等腐化自己。他们离腐化很远，或许正是这一原因，国王们才会珍惜他们的建议。

　　伐致诃利，一位选择成为苦行者的国王，就是一位王古鲁，他在他的作品《离欲百咏》（*Vairagya Shataka*）中说："我不是演员；我不是交际花；我不是歌手；我不是小丑；我不是美女；王宫于我有什么用呢？你是一位国王，我只不过是个隐修者。你的富裕值得颂扬；而我甚至不相信名誉。因此，国王啊，我们之间并没有大关联。你可以扭头不理我，而我对任何人都没有欲望，更别提你的恩惠了。"

　　鉴于他们既不需要财富也不在乎名声这一事实（不像当今自诩为古鲁的那些人），让这些国王们找寻这些苦行者或隐修者的根本原因可能是什么呢？答案就是智慧。

　　吠陀人尊崇智慧。他们相信"智慧真的是一个人能够拥有的最美装饰。它是有价值的，必须仔细呵护，因为它带来了超越食物、名声和祝福的事物。远行时，智慧就像朋友。与财富相比，国王更尊崇它。缺少智慧的人只不过是动物。"

　　考底利耶（Kautilya）在他的《政事论》（*Arthashastra*）①中给国王提出了建议，"……在那些具有内在智慧财富的人面前，要放弃你的骄傲。智慧无法被窃贼抢劫，它们会持续增长，在与需要他们的人分享时增长更多。即便到了世界尽头，它们也不会消失……"

---

　　①　考底利耶（Kautilya），又译作卡欧提略、乔底利耶，是古印度孔雀王朝第一代君主的首辅大臣（公元前4世纪左右），被称为古印度的马基雅维利。他的《政事论》（*Arthashastra*）又译为《政治经济学》《经济科学》或《治国安邦术》，人们认为它可与马基雅维利的《君主论》相提并论。——译者注

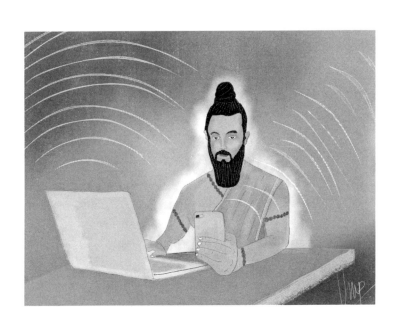

第十二章

王政学①

什么是政治？它的目的是什么？人如何因政治而被提升？

谁是最好的政治家？他们天生的品质是什么？

在"最好的"政治法则似乎不充分的时候，了解吠陀关于政治的观念——王政学（*Rajaneeti*），无疑能够有所帮助。在王政学中，较大的善是通过激励领导者首先改善他们自身而达成的。当今世界，我们只有关于谁是一位"好政客"的狭隘视角，具有典型意义的说法

---

① *Raja*，王、国王的，也有最高的意思；*neeti*，又写作*niti*，表示伦理的、政治学等含义，*Rajaneeti*，译为王政学（或王德）。为了便于理解，有时也译作政治。不过，*neeti*，也有道德的含义。——译者注

是，"好的政治家"包括不腐败、性格好、政治正确、做出正确的决策。吠陀原则提供了极深的洞见，基于这些洞见构成善治，并因此形成了政治家。

要理解吠陀王政学方法的基础，重要的是要理解考底利耶（Kautilya）《政事论》（*Arthashastra*）中提及的《财富经》（*Artha Sutras*，又译为《利论》）所提到的五个梵文词汇，分别是：*Sukham*，*Dharma*，*Artha*，*Rajyam*和*Indriya-Vijayi*。这点之所以重要，是因为这些词常被草率地（或直接地）误译，因而几乎不可能理解其更深层的智慧。

*Sukham*被译成幸福（happiness），达磨（*Dharma*）被误译成宗教（religion），阿塔（*Artha*）被译为经济（economy），*Rashtra*被教导为"民族（nation）"或"民族国家（Nation-state）"，*Rajyam*则被译为"国家（State）"。正如你将看到的，这些翻译最多是部分正确。当你真正理解这五个词的时候，你就会知道王政学的核心基础——它也代表着善政的理念和理想。

在《政事论》中，考底利耶列出了一系列经文。以下五条经文构成了王政学的基础：

1. 生活的目标是幸福（Sukham）
2. 达磨（Dharma）是幸福的基础
3. 阿塔（Artha）是达磨的基础
4. 达磨的基础是政府（Rajyam）
5. 那些感官掌控者（Indriya Vijayi）良好地管理政府（Rajyam）。

1. 生活的目标是幸福

Sukham，可被理解为英语中的"幸福"。但根据人的定义，它也延伸到人的心灵平静的一种状态，这种平静状态建立在生理健康的基础上。幸福，意味着经验高兴、知足、满足感、欢快、享受和愉悦。每个人都有他自己对幸福的看法和理解。对有些人来说，幸福就是拥有可观的财富，一座大房子，一部小汽车或精美的珠宝。一个人认为什么东西可以让她／他幸福，她／他就会追逐那样东西。通过期待与工作来获得那些你认为可让你幸福的事物没有任何错误。

确保每个人都有公平的机会来追求他们幸福的目标，是政治体制的目标，也是领导人的目标。但是，当人们通过不正当的手段、通过伤害他人来追逐他们幸福的目标时，他们肯定就走上了犯罪的道路。在个人职权范围内，通过使用各种合法的方式，阻止这样的犯罪，或将其在犯罪时绳之以法，就是领导人和政府部门的最高目标。很简单，当犯罪被忽视时，它就对社会结构造成了威胁，并会危及每个人的幸福。

　　根据考底利耶的《伦理学》，当一个人丢掉六障时就会获得真正的和极乐的幸福，六障就是阻碍人们获得幸福、在人类中根深蒂固的六种自然障碍，它们分别是爱欲、愤怒、贪婪、痴迷、傲慢和嫉妒。如果人想要的每一样事物都没有这六种障碍，那么，那个欲望就有资格被称为真幸福的一个目标。如果不是，那么，那个目标就是贪婪的化身，追逐这个目标时就可能产生严重的后果。

　　即便在今天，如果你仔细观察就会发现，人类面临的所有问题，从微观到宏观，都是因为这六障。考底利耶在《政事论》中明确指出，征服了六障的人更适合做领袖。他同样声称，那些有着六障的领袖，他们肯定不仅导致他们自身的毁灭，也会导致他们所在组织的毁灭。需要避免这样的领导人。

那些征服了自身（六障）的领袖已经准备好了处理他的对手和敌人。除非已经征服了他自己，不然他不可能征服他人。这是永恒的真理。

在征服这六种自然障碍后，领袖也有责任来领导他的人民走上智慧、健康、富足和繁荣的道路。知识和信息是关键工具，但智慧是领袖的力量。正是用这智慧才使得改善自我、家庭、社会、城市、城邦、国家和世界成为可能。

通过觉悟生活的目标就是追寻幸福而非贪婪这一事实，领袖决定着他们自身和他们人民的命运。

2. 达磨是幸福的基础

按照前文已经提及的内容，达磨并不是宗教，而是维持个人和社会的规则。

只有当个人和社会都稳定维持、存在和平和繁荣的机会时，对幸福的追求（*Sukham*）才有可能。对个人来说，他的达磨是他所扮演的角色的一出戏，只有当他尽全力来扮演他的角色时，才能保证他（获得）心灵的平静和幸福。比如说，一个男人可以同时是一个个体，儿子、兄弟、丈夫、父亲、亲戚，工人和市民。每一个角色在最低的意义上都有一个职责，而在最深的意义上都有一种目的感和一种爱的表现。当个体完成这些不同的角色时，相应地，社会上的所有其他个体也完成他们角色职责的时候，所有人都是幸福的。

3. 阿塔是达磨的基础

阿塔（*Artha*）一词出现在最古老的吠陀经典中（包括《梨俱吠陀》），在经典中，它意味着意图、目的或人生的目标。之后，阿塔演化成了一个更宽广的概念，首先它作为人生三大目标（*Trivarga*，即达磨、阿塔、卡玛）中的一个目标，然后又演变成了人生四大目的（*Chaturvarga*，即达磨、阿塔、卡玛、莫克夏即解脱）中的一个。人生四大目标，*Purushartha*，字面含义是"人所追寻的目标"，这点对人类来说是普遍的。达磨是维持生活的规则或目标；阿塔是所有形式中的繁荣，这些繁荣也赋予生活以意义；卡玛（爱欲）是提供享乐的行为（所有本性的，甚至是性），但这一享受需要阿塔（资源或意义）；而莫克夏（即解脱）是自我觉悟或一种喜乐的永恒状态。在最初的吠陀哲学中，人生四大目标的每一种都是在达成前一种之后才能获得。考底利耶则提供了另外一种观点，即阿塔使达磨成为可能。

在还没有实现他们人生目标的情况下，没有人可以过一种既有意义又有成效的生活。这也是自我觉悟的一种方式。当（个人）遵循人生目标的时候，个体之间、组织和国家之间都会存在平衡。当人们忽视人生目标时，每个人都会被冲突或混乱所侵扰，从而可能陷入无序的状态。

在社会层面上，阿塔表示社会、法律、经济和俗世的事务。因此，所有与这些对象相联系的吠陀论著都可以被称为《利论》（*Arthashastra*）[①]。

　　吠陀圣人阇弥尼（Jaimini）则将阿塔（*Artha*）定义为"为了全面增长的菁华元素……"，阿塔一词也因此被译为意义、目标、目的和本质。但在吠陀思想中，阿塔是一个更宽泛的概念。作为一种概念，它暗示了生命的意义以及让我们得以处于我们想要的位置的行动和资源。尽管财富是阿塔的一个重要部分，但财富极少被用来改善自我，家庭或他人被认为是非阿塔（*Anartha*，不幸、不需要的东西）。尽管是下意识的，但经济学家们也同意考底利耶的说法，即财富只有四个终点：花在正确的目的上，捐赠给应得的个人或机构，被误用在不正直和罪恶的对象上，只是简单的被抢走。前两个终点应该是属于阿塔系统的部分，因为它们尊重达磨，被用于为了履行某人的达磨。后两者因与达磨完全对立，因此被称为非达磨（*Adharma*）和非阿塔（*Anartha*）。阿塔可被更好地理解为为了幸福和繁荣而正确积累的资源和

---

　　① *Arthashastra*，后缀*shastra*表示论著、教导、书籍等含义，前缀*Artha*在此则表示政事、世俗事务，都和利有关，我们译为《利论》，考底利耶的《政事论》也是如此翻译的。——译者注

财富。

我们所有人都理解财富的重要性，没有财富，生命中的许多事都不可能。然而，为了正确地获得财富（阿塔），就需要合理的经济体系，合理的经济体系则为工作／创业提供了途径，为此我们需要和平。每个人都从责任感的角度完成自身职责时，通过达磨和平才成为可能。尽管达磨和阿塔在许多方面都有着内在联系，但吠陀思想家，包括考底利耶，都认为达磨比阿塔重要。

因此，在履行他们的责任和达成每个人的幸福（达磨）这一目标的时候，领导者必须理解经济（阿塔）的重要性。

没有阿塔，就不会有达磨的追随者，没有对达磨的坚持，幸福就难以达成。这就是真理。

4. 阿塔的基础是政府

梵文*Rajyam*一词，常与*Rashtram*或*Rashtra*相混淆。同样，*Rashtra*一词常被译为"民族（nation）"或"民

族—国家（nation-state）"，而*Rajyam*一词则被译为
"国家（state）"。今天许多人所理解的"民族"和
"民族—国家"是从欧洲人的视角出发的。"民族"被
定义为一批人因共同的祖先、历史或语言而联结在一
起，居住在一个特定的国家（state）或领土（territory）
上。"民族—国家"被理解为这样一个国家，它把自己
认同为从服务出发导出它作为一个国家的主权实体或作
为一个主权领土单位的政治合法性。国家是一个政治的
和地缘政治的实体；民族是文化和／或种族的实体。
"民族—国家"一词，暗示了两者在地理上的重叠。在
一种微妙的意义上，"民族—国家"指这样一群人，就
像一个组织一样，这群人拥有一个政治国家的共同愿
望。本质上，这一愿望也是基于分裂的情绪。

值得注意的是，即便是在今天，许多人相信，对吠
陀时代的印度人来说，民族或民族—国家的概念是鲜为
人知的。并且，民族—国家的观点直到最近两个世纪之
前才出现。曾统治印度两个世纪之久的英国人常常反复
进行这样的观察。有一个常被引用的陈述，约翰·斯特
雷奇爵士（Sir John Strachey），英国政府内阁大臣议会

成员，1888年，他在英国议会的演讲中这样说道：

> 了解印度的第一件事情也是最基本的事情就是，按照欧洲人的观点来说，印度或统治印度的任何国家从没有、也从未有过任何形式的统一，无论是物理（空间地理）上、政治上、社会上还是宗教上的统一。我们从来没有听到过印度国、印度人的说法。

在印度，民族的概念，以一种泛印度的精神情感之认同的形态，存在了数千年之久。在《梨俱吠陀》中，*Rashtram*一词用来描述在称为*Aryavartha*的土地上，也就是现今的印度土地上的人民的民族认同。*Rashtram*是一种统一，与流行的民族概念相反，它也是一种整体发展导向的概念，在这个概念中，没有必要发展出要生活在一起的基本冲动。在这一语境中，*Rajyam*一词可以更好地翻译成政府或管理——包括管理者、司法组织、银行业、军队和其他社会福利组织，以保障实现达磨这一目标。

*Rajyam*是基于达磨理念的，它是一个精神的、包

罗万象的福祉体系。其背后的基础和意义绝不是分裂的（情感）。*Rajyam*（政府）可以演化、适应甚至崩溃，但*Rashtra*（统一）的理念，即源自永恒福祉即达磨的良好愿望，可以持续下去，直到人们心中有了一种生活和共存的强烈愿望。

经济（*Artha*）要繁荣，政府（*Rajyam*）则是一个重要的前提。好的（政府）治理会带来好的经济；通过好的经济，人们就会有好的机会；通过这样的好机会，达磨得以滋养；通过达磨的滋养，幸福（*Sukham*）就得到了保障。

5. 那些感官掌控者可以很好地管理政府

感官掌控者（*Indriya Vijayi*）是这样一种人，他已经征服了他的感官（*Idriya*）。*Idriya*，常被译为属于，或依从、因陀罗（*Indra*，感官掌控者）。然而，*Idriya*本质上意味着优越、优势、控制、权力和力量。其他相关的词汇也可以是"主导性的影响""主权""权力""机关""机构""控制机构""管理法则"，"指挥力与功能"。

尽管《阿毗达摩俱舍论》是佛教徒的一部经典，但它最初是以梵文书写的，其根源则来自《法论》（*Dharma Shastras*）。这本经典成书于公元前3世纪。此经列出了22种感官（根），分别是：

（1）*Chakshushendriya* – 眼根

（2）*Shrotendriya* – 耳根

（3）*Ghranendriya* – 鼻根

（4）*Jihvendriya* – 舌根

（5）*Kayendriya* – 身根

（6）*Manendriya* – 意根

（7）*Strindriya* – 女根

（8）*Purushendriya* – 男根

（9）*Jivitendriya* – 命根

（10）*Dukhendriya* – 苦根

（11）*Sukhendriya* – 乐根

（12）*Daurmanasendriya* – 忧根

（13）*Saumanasendriya* – 喜根

（14）*Upekshendriya* – 舍根

（15）*Shraddhendriya* – 信根

（16）*Virendriya* – 勤根

（17）*Smritendriya* – 念根

（18）*Samdhindriya* – 定根

（19）*Prajnendriya* – 慧根

（20）*Anajnatamajnasyamindriya* – 未知当知根

（21）*Ajnendriya* – 已知根

（22）*Ajnatadvindriya* – 具知根

在这22种感官（根）中，前五种在任何人的物质生活中都是最重要的。一个人，如果无法控制他自己的感官（根），那他就会一直是感官的奴隶。正因为成了（感官的）奴隶，这些感官就会给人制造出虚妄错觉。就如克里希那在《薄伽梵歌》中所说的，"从虚妄中生出愤怒，这愤怒引发记忆的迷乱，因为迷乱记忆就做出了错误的决定，而因为错误决定，这个人就会确实走到了他的（失败）终点。"因此，对政治领袖而言，控制这些感官极其重要。为了达成这一点，吠陀仙人提供了四条道路，它们分别是：

（1）*Vichara*（伺）– 深思细想、沉思或自我探询

（2）*Icchashakti*（伊萨萨克蒂）– 内在的意志（力）

（3）*Kumbhaka*（住气）– 调息中的住气（瑜伽中的一部分，呼吸练习[①]）

（4）*Dama* – 约束、克制

对于那些基本上只追求物质的人们来说，就像政客和商人，伺（*Vichara*，沉思）被认为是最可行的道路。

与许多其他词一样，伺在英文中并没有对应的词，最接近的就是深思细想、沉思或自我探询。伺是一种分辨力，在正确和错误之间分辨的能力，它是对因果（业）深思的过程，也是最终分析。按照拉玛那·马哈希（Ramana Maharshi）的说法，伺总是可以练习的。然而，按照他的教导，"伺不应该被看作一种在固定时间、以固定姿势的冥想练习。伺应该持续下去，贯穿人

----

① 呼吸练习在瑜伽中有着重要的地位，因为呼吸方式指示了一个人的心理状态和生理健康。因为这个原因，八支瑜伽（阿斯汤迦瑜伽）采用了无数的呼吸练习以便通过呼吸来使心意（和身体）得到控制。这些练习最好要在一位合格教师的指导下学习，他可以基于学生的独特要求和生理／心理的健康状态来指导、建议呼吸的练习。

的清醒时间，不论这个人正在做什么。工作和伺之间没有任何冲突。通过一点点的练习，每个人都可以在他们的生活中反复培养伺。"

人们通过这样那样的工作来满足他们的欲望、需求或贪婪。太多的人很少思考他们正在做的事情到底是否正确、有效或是否值得。另外，有这样些人，他们花费大量时间用某种方式去思考、去观察他们自私的目标是否得到了满足。更糟的是，还有这样一些人，他们只思考，但绝不行动。所有这些人甚至都不具备理解伺的能力。

伺是对自我和普遍福祉的持续思考。伺是为了那些走在达磨之道上的人的。伺也是为了那些摆脱或渴望摆脱六障的人的。

通过伺这样的练习，经过一段时间之后，人最终将会觉悟到征服自己的方法，并成为感官掌控者（*Indriya Vijayi*）。

这样的感官掌控者就为确保称职的政府做好了准备。通过有着良好服务的政府，达成经济的繁荣。通过阿塔，所有人都会遵循达磨。通过达磨，达成普遍福祉（*Sukham*，幸福）。这就是王政学的核心基础，政治的吠陀之法。

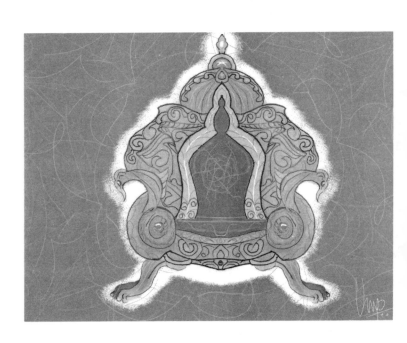

第十三章

获得绝对的权力

什么是真正的权力？变得强大可能吗？是什么让人软弱？

谁是真的强者？谁是真的弱者？

通常人们从外部意义上来看待权力。权力被定义为完成某事的能力，或者有目的地对某人施加影响的能力。权力有时也指政治的权力或执行力，是带着决断、权威和力量来做事或行动的突出能力。它可以是授权力，即授予某个单位或某个职位之人的权力。它并不一定是有形的东西，也不是某人可以仅仅通过金钱就可以购买到的事物。

今天，大多数人认为的有权的职位或者因职位而获得的权力，是最脆弱、最短暂的一种权力。然而，它是一种让人上瘾的能量类型，令那些追寻它的也令那些占有它的人，消耗大量的能量。这是一种纯粹向外的权力，它可以不包含对人自身的任何力量。如果这个权力的位置是赢得的或是被授予的，那么，它也可以轻易快速地失去或被解除。

有一位受人尊敬的吠陀先知伐致诃利，在他决定成为隐修者之前，曾是一位国王。他曾说过，若缺乏至上智慧，则恐惧无处不在，无人可免。当弱者恐惧当权者的时候，当权者则恐惧失去权力。伐致诃利在他的《正道百咏》中说道："在享乐中，有着对疾病的恐惧。在社会地位中，有着对耻辱的恐惧。在财富中，有着对课税的恐惧。在荣誉中，有着对屈辱的恐惧。在权力中，有着对敌人的恐惧。在美丽中，有着对年老的恐惧。在学问中，有着对批评的恐惧。在美德中，有着对侮辱的恐惧。在身体中，有着对死亡的恐惧……"

如果你认为美国总统的那张椅子是这世上最有权力的位置，你也许要考虑一下它只能被一个人坐上至多八年的时间，并且需要政府其他各部门、媒体和选民的批准。鉴于这个事实，美国总统的皮椅也无法保证绝对的权力。有数位在位的总统不得不带着耻辱下台、被杀甚至被侮辱。就像所有的权力一样，这样的政治权力只是暂时的。但是，真的存在所谓的绝对权力吗？一个人凭借着这一权力可以处在至高点上吗？

考底利耶、薄阇（Bhoja①）、伐致诃利和帕若瓦加（Bhardwaj②）等诸多吠陀先知教导的绝对权力，是那种让人勇敢和无畏的能力。在恐惧面前，极少会有永久的权力。在生活中，在我们为权力腾出空间之前，所有的恐惧都必须被连根拔起。不论是物质上的权力还是灵性追寻中的权力，将恐惧连根拔起是关键。

---

① 薄阇（Bhoja），印度帕拉玛拉王朝的国王，因其对学者的支持，被尊为最杰出的国王。——译者注

② 帕若瓦加（Bhardwaj或Bharadwaja），吠陀雅利安圣人，古印度杰出的学者、经济学家、医师。他和他的学生被认为是《梨俱吠陀》第六卷的编纂者。——译者注

恐惧是由被称为"六障"的六种与生俱来的人类局限所引起的，因为心意过度而自然到来。在爱欲中，我们恐惧没有或失去我们想要的对象。由于我们对会失去我们所拥有的产生恐惧，以及对那些试图夺走我们所拥有的人产生恐惧，我们染上了愤怒。当我们过多地恐惧（担忧）未来时，贪婪产生了。因对未来（即将发生的事物）的恐惧，我们通过不正当的手段来积累超过我们当前所需的物质（财富）。痴迷通常是情感痛苦的原因，而对痛苦的预期则是恐惧的原因。自私之人通常寻求过多的赞扬、认同和宣传，但大多数时候都是不配得到的，因此会产生得不到或失去（名誉）的恐惧。羡慕和嫉妒同样会给恐惧让路。当某些人拥有某些我们没有之物的时候，我们就担心我们永远不会获得那物，或者在他们会超过我们的恐惧中嫉妒他们。

所有被媒体、出版物宣称的所谓"最有权力的人"都染上了这六障。然而，吠陀智慧使我们相信，正是因为这些局限也即祸根，他们才成为拥有权力的人。吠陀先知宣称，如果具有六障中的任何一种或者全部，那么这个人只能是软弱的。因此，为了成为拥有权力的人，人就必须首先通过征服这六个祸根来征服他的恐惧。这就是增强自我控制的问题，而无法通过控制他人或外部资源来达成。

　　关于权力的吠陀词汇是*Shakti*（萨克蒂，力）。*Shakti*，源自词根"*Shak*"，表示"能够……"。萨克蒂有五种显现，得以让人真正拥有权力。它们是：

　　（1）*Chit Shakti*：意识力

　　（2）*Ananda Shakti*：喜乐力（无条件的喜乐之力）

　　（3）*Iccha Shakti*：意志力（无碍的意志力）

　　（4）*Jnana Shakti*：智慧力（直觉知识的能力）

　　（5）*Kriya Shakti*：行动力（执行意志的能力）

　　这些都是无法通过操纵他人所能获得的内在能力。它们源自瑜伽萨克蒂（*Yoga Shakti*）或瑜伽之力。只有通过合理利用上述的能力，人才能足够强大，来执行以下行动：

（1）*Srushti*：显现

（2）*Stithi*：维系

（3）*Samhara*：分解

（4）*Tirodhana*：隐藏

（5）*Anugraha*：仁慈

除非能执行这五项任务，不然没有人是真正强大的。然而，这些都是普遍的机能，而不是任何人都可以拥有或者能自行免除的某种能力。

一旦人们获得了世俗权力，他们就沉迷其中，并最终被它所征服。即便他们被失去权力的恐惧所掌控，他们也通过滥用权力来寻求享乐。这就导致了他们的垮台。许多源自吠陀的先知都建议说，得到权力远比保持权力简单得多。

根据吠陀智慧，权力有三个主要局限，它们是：*Dukhamishritham*（它充满了悲伤）、*Atriptikaratvam*（它导致不满）和*Bhandhakatvam*（它将权力持有人变成权力的奴隶）。所有这些局限让人更容易愤怒。愤怒导致虚妄，虚妄导致错误判断，错误判断导致理解力的丧失，而理解力的丧失导致毁灭。

现代历史满是那些领导人的故事，他们常常被他们所拥有的权力控制，并最终因为权力而失去一切。

因此，吠陀经典建议，掌权者（Shakta）必须追寻缄默、苦誓、智慧、学习、慰藉、冥想、反思和内省。当这七者还没有成为习惯时，他的萨克蒂（Shakti）就会离开，因而引发他的严重危险。之所以推荐这些实践，是因为它们可以进一步增强觉知和先见之明，当一个人拥有权力、并且必须要明智地使用权力时，这些练习就是必要的。它们也可以进一步作为针对六障的保护措施。

萨克蒂也被认为是母亲或母性（Maatrika）。吠陀中实际上有七个母性（或Saptamaatrikaas，七母）：

（1）Brahmani：创造力

（2）Vaishnavi：维系力

（3）*Maheshwari*：毁灭力

（4）*Indrani*：自控力

（5）*Kaumari*：智慧力

（6）*Varahi*：财富力

（7）*Chamunda*：无畏力

这七个母性被吠陀时代的人们所尊崇。为了征服人类的痛苦、追求真理、维持智慧并获得解脱，从远古时代起，人们就追寻着这些能力。

因此，如果没有内在之力，则外在之权力就只是一个幻象，并带来与声望相同的危险。内在之力并不一定需要外在的权力，但外在权力是依靠人的内在之力来维持自身的。真正的权力源自人的善业，在这之中，人成了自然能量的一根导线。滥用权力必然导致危险，不仅对他个人，也对他的职位。

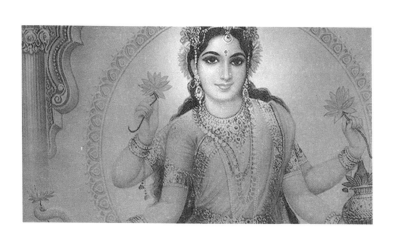

第十四章

财　富

什么是财富？如何获得财富？为什么某些人比其他人贫穷？

有没有诚实并诚挚的方法来获得财富？

人们把财富定义为大量有价值的所有物、金钱或资源。从前，财富与土地和劳工联系在一起，它们不断生产产品来满足社会的需求和欲望。在通常使用中，财富被理解为大量具有交易价值的物品。不幸的是，当今世界，财富成了金钱和财产的同义词。这就是为什么很大一部分民众遭受不合理的贫穷，以及富人常常腐败的主要原因。

对"财富"的真实意义和生命中的富裕，吠陀

哲学有一种非凡的理解，他们把财富称为拉克什米
（*Lakshmi*）[①]。她可不只是在全印度的庙宇中所描绘的
"女神"。尽管女神这一形象明显受到了财富科学的影
响，但拉克什米在真正的意义上是关于财富的吠陀科学，
它让人理解、获得和维持生命外在和内在的富裕和繁荣。

　　*Lakshmi*一词源自梵文词*lakṣ*和*lakṣa*，它们的含义分
别是"感知、观察、知道和理解""目标、目的"。因
此，对*Lakshmi*一词最好的理解是"知道并理解某人的
目标"。*Lakshmi*在《梨俱吠陀》中只出现了一次，但
与之相联系的术语室利（*Sri*）常被用来表示财富和富
裕。在《夜柔吠陀》（*Yajur Veda*）和《阿闼婆吠陀》
（*Atharva Veda*）中，*Lakshmi*演变成了一个拥有多种表
现形式的复杂概念。

　　吠陀教导定义了人生的四个主要目标：达磨
（*Dharma*，职责），阿塔（*Artha*，财富、利），卡玛
（*Kama*，爱欲）和莫克夏（*Moksha*，解脱），并按照

---

　　① *Lakshmi*的人格化就是财富女神拉克什米，也译为吉祥天
女。在神话中，她是毗湿奴的妻子。——译者注

这一顺序——追寻。吠陀智慧表示，人必须在他年轻时就处理他的欲望，唯有如此，在年老时他才有可能变得不依附，并迈向解脱。尽管这一规则也有例外，然而在大多数情况下，年轻时不能满足欲望容易导致压抑，并在年老时、在剩余的生命中，引发对享受的强烈冲动。大多数人在退休后依旧贪恋权力，原因就源于此。解脱可以通过完全弃绝来达成。但要弃绝，就必须首先达成某些实实在在的东西。贫民几乎没有什么可弃绝的。尽管解脱并不是当今大多数人所追求的目标，大多数人更热切地追求财富和爱欲，但通常这些人在追求财富和爱欲时并不考虑达磨或解脱。

拉克什米，或财富女神，可以从她的八种形态来更好地理解，分别是：

1. *Adi Lakshmi* 初始财富：不论如何、何地和何时，当你出生时，你就拥有了一定的财富和资源。这基本是指你的健康、家庭、文化和教育。吠陀教导宣称，你必须首先意识到你拥有什么，然后来理解如何在此基础上创造进一步的财富。如果你不理解你已经拥有的，你永远也不会明白你需要什么或者如何达成（你的目标）。我们常常发现那些抱怨、哭喊并诅咒自己"命运"的人在生活中依旧失败。从另一方面来说，那些放弃抱怨或不安而工作的人，不管他们可能的贫穷状况，他们迈出大步，会走得更远。*Adi*意指首先、第一。因此，财富的第一步是了解你自己，随后他人和事物就会立刻围绕在你的身边。

2. *Dhana Lakshmi* 金钱财富：了解了你所拥有的资源后，你就处在了更好的位置上，你可以用它们（资源）来生产一个产品或者提供一种服务，帮助你达成导向金钱财富的经济收益，因此你不（再）依赖任何人，你拥有了时间和资源来做那些你想做的事务。

3. *Dhanya Lakshmi* 粮食财富：有了金钱后，你就可以购买足够的食物，为了取得生命中更大的成就，来补充体力和活力。

4. *Veera Lakshmi* 勇气财富：有了强健的体魄、知识和金钱后，为了达成生命中更多的丰裕，你必须拥有勇气和努力的意愿。获得你身边的人认为你无力获得的某样事物需要极大的勇气。利用你已拥有的知识、食物和金钱，你就为获取勇气财富占据了优势。

5. *Ga ja Lakshmi* 权力和声望财富：通过对知识、金钱、食物和勇气的合理运用，你就可以得到权力财富了。这权力可以是社会的、政治的、智力的甚至是灵性的，这些权力可以让你对世界产生影响，无论这影响是好是坏。

6. *Santana Lakshmi* 子女财富：拥有了知识、金钱、食物、勇气和权力后，你就处在吸引他人和获得一位追随者这一更好的位置上了。在更宽泛的意义上来解释Santana这个术语，即拥有并充分照顾一个后代。正是凭着你拥有的得力后代，你才可以创造可持续的家庭和可支持的社会，才能允许延续你对世界的影响。因此，你要追求子女财富。

7. *Aishwarya Lakshmi* 富裕和捐赠财富：有了追随者之后，你自然会提供给他们足够的资源来保障他们未

来的安全，这是必要的。运用你获得的财富，你可以成
为一位有益的捐助者。为此，你要努力实现富裕和捐赠
财富。你可以将拉克什米的财富带给他人。

8. *Vi jaya Lakshmi* 胜利财富：达成了上面拉克什米
的七个方面，这时，你就处在了极好的位置上，来追求
生命中的任何事物，胜利财富就陪伴在你的身旁。你可
以征服所有的对抗、越过每一个障碍。你甚至可以征服
自己的欲望。

在拉克什米像中，她总是坐在或站在一朵莲花上，
往往单手或双手拿着一朵莲花。莲花代表实在、意识、
业（工作、行为）、知识，也表示自我觉悟——这些都
是你希望实现的目标。莲花，一种可以在污泥中绽放的
花，象征着纯净和美丽，而无论其生长环境的好坏。它
提示我们甚至可以在困苦的环境中收获财富和繁荣。因
此，你如此渴求财富和繁荣，以至于你甚至可以在时运
暗淡、成功机会似乎渺茫的经济环境中创造财富。并
且，你可以收获内在感官上的富裕而无论你所处的环境
如何。这就是吠陀财富——拉克什米的智慧。

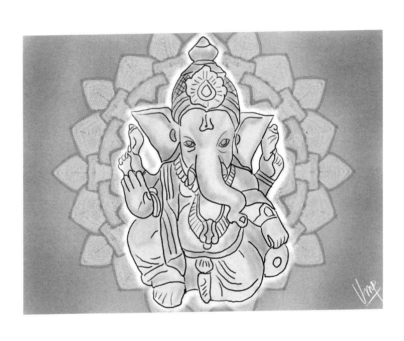

第十五章

吠陀智慧

它是什么？

吠陀的*Vigyaan*常被误译为科学。实际上，*Vigyaan*
的意思是智慧。智慧，本质上就是随着对有关生命经验
的知识进行反思和持续的冥想到来的东西。这不是唯我
论，不是说其中只有个人经验的价值；毋宁说，智慧本
质上是实践的知识。它使得我们得以在这外在的世界所
有的混乱和冲突中找到心灵的平衡和平静。智慧是吠陀
知识的终极目标。智慧也是苦难的终结。

吠陀智慧不是某些极端的哲学或形而上的主题。它
是一个非常实用的主题。

只有通过智慧，人才能觉悟他是阿特曼。阿特曼住在身体这座房子里，度过一大段时间，经历一定的经验，这经验表面上似乎超出了他的控制。

吠陀智慧表明，包括动物在内的所有生灵都是潜在神圣的，本质上它们都是纯粹的意识能量。并且，每一个生灵都有通过行动决定它们自身命运的权利。然而，只有通过全部的正行，才能带来好运。

那么，人受苦的根源是什么？根源就是基于其个人的思维模式而来的个人的行为。思维模式可以在六障中找到各自的根源，转过来又在感觉自己是创造中的实体这样的情感中找到它的根源。这一缺少力量但渴望成长的情感是所有问题的关键。那么，从隐喻的角度来说，人不应该扩展或者成长吗？不过这是不可能的，因为所有人的生命都是一种欲望，一种更大之物联结（从而更加强大）的生命欲望。新父母和新爱人就是典型的例子，当与另一个存在联结的时候，即成为比单一的有限存在更大的存在的一部分的时候，人就找到了大喜悦。所有形式的兼并也是扩展我们有限身份的手段。大部分汽车的主人说，他们在自己的汽车中看到了他们自己的个性。这更大的原因随之成了自我成长的推动力。瑜伽士也有这种欲望：他与万物、与所有人联结。整个世界随之就成了他的大家庭。他的意识随之扩展、超越了他的存在。因为他理解到，我们只是意识，只有唯一的"一"（One），这是核心，理解之后，随之而来的就是无力感被超越了。

那么，普通人怎么样呢？对他来说，有希望吗？

有没有一个方法来处理这种自然的障碍和无力感呢？有，把成为瑜伽士作为目标，通过瑜伽步骤来处理这样的问题。

成为瑜伽士有什么好处？成为瑜伽士，人不仅可以在灵性意义上，也可以在物质意义上，获得更好的视域，理解关于解决问题、治理、权力、财富以及构成它们每个的内容是什么。

然而，这些只是线索，通过这些线索可以探知吠陀应当提供的是些什么。

随之而来的问题可能包含：

这是真的吗？我真的可以一直快乐吗？我是否可以用一种确切的方式来获得物质和灵性的成功？有没有我可以遵循的方法或过程？以前，这种方法或过程是不是已经成功了很多次？它适合我吗？保证成功吗？

对此，吠陀的答案是：是！

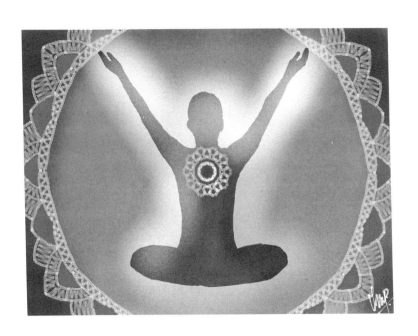

第十六章

吠陀智慧的实践性

可能吗？

人们常常好奇吠陀知识和智慧是否实用。如果它是不切实际的，那它自然不会历经千年而留存至今。

施瓦塔克图（Shvetaketu）是阿卢尼（Aaruni）[①]的儿子，阿卢尼是一位圣人、隐修者。在森林中长大的施瓦塔克图，有一次去拜访耆婆利城（Panchaalas），他到了耆婆利王（Pravaahana Jaivali）的宫廷里。国王问他：

[①] *Aaruni*，或*Aruni*，也被称为*Uddalaka*或*Uddalaka Aruni*，即乌达罗迦·阿卢尼，是印度教的一位吠陀仙人，他的哲学教导出现在《大林间奥义书》和《唱赞奥义书》这两本最古老的奥义书中。——译者注

"你知道人在死亡时是如何离去的吗？""不知道，先生。""你知道他们如何返回到这里吗？""不知道，先生。""你知道祖先之道和众神之道吗？""不知道，先生。"然后，国王问了其他的问题，施瓦塔克图一个都回答不上来。于是，国王就说施瓦塔克图一无所知。施瓦塔克图回到父亲身边，他父亲也承认自己不能回答这些问题。并非他不愿意回答这些问题，也并非他不愿意教导孩子，而是他不知道这些。因此，施瓦塔克图到国王那里，希望国王教导他、告诉他这些问题的秘密。国王说，迄今为止，这些秘密只在国王之间流传，祭司们也不知道这些秘密。然而，他会教导施瓦塔克图所希望知道的。

我们发现，在众多的奥义书中，这吠陀智慧并不仅仅是森林中冥想的成果，也是"普通人"在日常生活中获得的思想和洞见。我们不能想象还有比君王忙碌的人，君王管理着数百万民众，然而，这些统治者中有一些仍然是深刻的思想者。

一切都说明这种哲学（或智慧）必须是非常实用的。当我们走进《薄伽梵歌》时，就会发现，它是对吠陀哲学最好的评注——非常奇妙的是，克里希那教导阿周那这一哲学的地点是在战场上。并且，《薄伽梵歌》每一页上熠熠生辉的教导都是紧张的行动，但在这紧张行动中的，却是永恒的宁静。这是行动的秘密，而获得这一秘密就是依照吠陀而行的生命的目标。

正如我们在被动意义上来理解不行动一样，不行动肯定不会是目标。如果是那样的话，那么围绕着我们的墙壁最聪明，因为它们不行动。大地的土块、树桩，都可能是世上最伟大的圣人，因为它们也不行动。即便把不行动与激情相关联，不行动也并没有成为行动。真的行动，也即是吠陀的目标，是和永恒的平静相关联的，无论发生什么，这一平静都不会产生波澜，心意的平衡永不会被扰动。从我们生活的经验中我们可以知道，这就是对待工作的最佳态度。

那么，如果我们没有想要工作的激情，我们如何能工作？经验告诉我们这不是真的。激情越少，工作做得越好。我们越平静，我们就越好，我们就会做出更多的行动。当我们失去镇静时，我们浪费能量，粉碎神经，扰乱心意，完成极少的工作。本应该用在工作上的能量仅仅作为情绪被浪费了，而那没有任何价值。正是当心意非常平静、非常集中的时候，能量才会消耗在做好工作上。如果你阅读世上伟大的行动家的生平，就会发现，这些行动家们都是超乎寻常平静的人，就好像没有什么东西能让他们抛弃他们的心意平衡。

这就是为什么愤怒者绝不会完成大量的工作，而任何东西都不能让他愤怒的人，则会完成很多工作。让路于愤怒、仇恨或任何其他的激情，这样的人无法工作，他们只会把自己打成碎片，无法完成任何实际工作。正是平静、宽恕、平等、平衡良好的心灵使人们能做大量的工作。

人性有两种倾向：一种是将理想与生命相协调，另一种是将生命提升至理想状态。理解这点很重要，因为前一种倾向是我们生活的诱惑。我们认为我们只能够做某一种类的工作。也许，其中大部分都是坏的；也许，在其背后都有着激情的推动力，即愤怒、贪婪或自私。现在，如果一个人向我宣扬某个理想，第一步要做的就是放弃自私，放弃自我享受，我认为，这是不切实际的。但是，当一个人带着理想，而且这一理想能够与他的私心相协调，那么，圣人立刻就会欣然接受。这才是吠陀先知和圣人的理想。

可行性也是如此。我们所想的是可行的，对我们而言是唯一的可行性。虚弱和强壮之间的差别、美德和恶行之间的差别、天堂与地狱之间的差别、生死之间的差别都是程度上的差别，世上所有的差别都是程度上的差别，而不是种类的差别，因为一体性（oneness）是万物的秘密。一切即一（All is One），一切都是它自身（Itself）的显现，或思想，或生命，或阿特曼，或身体，而差别仅仅在于程度。正因为如此，所以我们无权带着蔑视的眼光看待那些还没有发展到正好与我们发展到相同程度的人。

不要谴责任何人。如果你能伸出帮忙之手，就伸出去。如果不能，就合拢你的双手，祝福你的兄弟，并让他们行他们自己的道。拖后腿和谴责并不是行动的方式。永远不要以这种行动的方式来完成工作。但我们常常将我们的精力花费在谴责他人上。批评和谴责是一种花费精力的徒劳方式，因为归根到底，我们都会明白所有人都在看着相同的事物，都在接近相同的理想，而我们中大部分的不同只不过是表达的差异。

吠陀智慧说，我们可能会有弱点，但不要在意，我们要成长。人一出生就生了病。每个人都知道他自己的病，我们不需要任何其他人来告诉我们是什么病。但一直想着我们是病人并不会有助于治愈我们的病，用药才是合理的解决方法。我们可能会忘记外部的任何事情，对外部的世界，我们也许努力着，却变成了伪君子，但在我们自己内心深处，我们知道自己的弱点。但是，吠陀智慧说，自己的弱点被他人提醒并没有什么帮助；付出力量才有帮助，而力量并不会通过一直思考弱点而获得。改掉弱点的方法并不是闷闷不乐地思考弱点，而是在于力量。教会人们那一直就在他们之中的力量。不是要告诉人们他们是罪人，相反，吠陀智慧说："你是纯净的、完美的，你称之为罪的东西并不属于你。"罪是一种非常低级的自我显现。将你的自我显现为更高的层次。这是唯一要记住的。我们所有人都可以做到这一点。

不要说"不"，绝不说"我不行"，因为你是无限的。与你的本性相比，甚至时间和空间都不算什么。你可以做任何事、做所有事，你是全能的。这些都是道德规则。我们可以看到这吠陀智慧如何能够应用到我们的日常生活、城市生活、乡村生活和国家生活中。因为，如果一种知识或智慧不能帮助一个人，无论这个人在什么地方，无论他站在哪里，那么，这种知识或智慧就没什么大用，它就只会是一种被拣选的少数人的理论。要帮助人类，就必须准备好知识和智慧，要能够帮助处在任何情况下的人——或在奴役中，或在自由中，或在最深的堕落中，或在最高的纯洁中，在任何地方，它都应该能够平等地提供帮助。吠陀智慧的规则，或者说信仰的理想，或者无论你怎样称呼它，都能凭着它的能力来实现这一强大功能。

相信我们自己，这一信念对我们的帮助最大。如果更广泛地教导和练习相信我们自己，我肯定我们拥有的极大部分的恶和苦难都将消失。在人类历史上，如果在任何伟大的男性和女性的生活中有任何动力比其他的动力更加有力的话，那么，这一动力就是对他们自己的信念。生来就伴随着对他们自身真实潜力的认识，他们变得伟大。让一个人沉到最低之处，在最纯粹的绝望中，某个时刻必会到来，在这一刻，他将踏上上升的曲线，学会相信自己。但对我们来说，最好还是从一开始就知道这一点。为了学会相信我们自己，为什么我们非要经历所有这些苦涩的经验呢？我们可以看到，人与人之间所有的不同都是由于他们是否相信他们自己。对我们自己的信心能让我们成就任何事。

即便是一位无神论者也会相信一些东西，它们可以是科学的力量或神的缺席，或者甚至是他自己。什么都不相信的人是另外一种存在的形式，他需要持续的经验或证据，于是，生命就成了偏执。吠陀智慧并不是关于自私的信念，而是关于一体性的教导。它意味着相信万物，因为你就是万物。爱你自己意味着爱全部、爱所有的动物、爱万物，因为你们全体就是一。这就是会让世界更好的伟大信仰。

你知道在你的身体之中，静静潜伏着多少能量、多少能力、多少力量吗？什么样的科学家已经知道了人的全部内在？自人类首次出现以来，百万年过去了，但这才显现了他的力量的极小部分。因此，你不必说你是虚弱无力的。你怎么知道那表面潦倒的背后潜藏着多少可能性？你只知道你内在的一小部分。因为你的背后是无尽的力量和幸福的海洋。

"这阿特曼是首先被听到的。"日日夜夜你要听到的就是你是那阿特曼。日日夜夜不断重复它，直到它深入你的每一根血管，直到它刺激你的每一滴血，直到它深入到你的骨肉中。让整个身体充满这个信念："我是那不生、不死、喜乐、全知、全能、永恒辉煌的灵魂。"夜以继日地想着它，直到它成为你生命中不可或缺的一部分。冥想它，从它之中产生行动。"从心的圆满中，嘴开口说话"，而从心的圆满中，手会行动。行动将到来。你要充满理想。不论做何事，你都要好好考虑。你所有的行为都将被思想的力量放大、转变、圣化。如果物质是强大的，那么思想就是全能的。将这思想带进你的生命，让你自己充满你自己就是全能、权威、荣耀的这一思想。

有时这些教导是令人极不愉快的。有些人害怕这些观点。但对那些想要实践的人来说，这是第一件要学习的事情。永远不要告诉你自己或其他人你是软弱无力的。如果你能够行善，你就行善，但不要伤害这世界。你在你内心的最深处知道很多你受限的想法、你对自己的羞辱、你对着臆想的生灵祈祷和哭泣都是迷信。告诉我，你的这些祈祷是否曾被回答过。所有的答案都源于你的自我。你知道没有鬼魂，但当你处在黑暗中的时候，你立刻就会有一种毛骨悚然的感觉。之所以如此，是因为在我们的孩童期，我们的头脑中就被灌进了所有这些恐惧的想法。但不要因为对社会和舆论的恐惧、对招致朋友仇恨的恐惧，或对失去你热爱的迷信的恐惧，而将这些事情教给他人。你要做所有这些恐惧的主人。在信仰中，有什么要比宇宙的同一性和对自身的信念更值得教导的？人类在过去数千年中的行为都是朝向这个目标的，而人类仍在解决这一问题。现在轮到你了，而你已经知道了这真理。

为了能够应用我们称之为分辨（*viveka*，辨别）的能力，为了学习如何在生命的每一刻、每一个行动中分辨对错、真伪，我们必须知道（如何）检验真理——真理是纯粹、是一体性。确认一体性的都是真理。爱是真理，仇恨是谬误，因为仇恨有利于多重性（multiplicity）。正是仇恨将人与人分离开来，因此，它是错误的、虚假的。它是一种分化的力量，它分离事物、摧毁事物。

没有任何一种力量和谦卑一样有力。谦卑之人，放下了他的私我而让步于智慧。

如果智慧（Wisdom）居于人之中，那么人就拥有了他所需要的一切。因为，如果智慧就在我们中，我们必须要做的唯一一件事情就是：减少我们的私我和琐碎杂念以容纳智慧。一旦减少了私我，智慧立刻就进来了。因此，为了获得所需的一切，我们首先要让自己谦卑。

一个人潜入自我越深，则对他自身而言，他就越不重要，他就更加向上接近智慧。

就好像篝火的光芒在阳光面前（渺小一样），崇拜自傲的人逃离了他的心。而心灵纯净，没有任何骄傲的人，谦卑、不变而简单，把万物视作朋友，爱每一个人就好像爱他自己一样，平等温柔慈爱地对待万物，行善并放弃了虚荣的人——智慧住在这人的心中。

大地被她培育的美丽植物所装扮，灵魂中住着生命之主的人也被他培育的智慧所装扮。

许多人认为，如果我们从我们的生命中消除个人偏见、消除出于我们的生命而对个人偏见的喜爱，那将无物剩下。他们设想没有喜爱与厌恶就没有任何生命。但是，这只对那些从来没有经验过自我弃绝之喜乐的人才好像如此。从生命中消除个人偏见、放弃这些偏见，剩下的就是生命的基质——爱，它产生积极的快乐。

如果你要达成你的目标，那么，请你做你思想的主人吧。让你的阿特曼专注在那独一的不受情绪影响的纯粹之光上吧。

当不幸降临的时候，你要知道，它们并非是因为你做了什么，而是因为你想了什么。

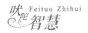

　　如果我们不能克制自己去做我们明知是恶的行为，这是因为我们首先允许我们自己思考这恶行，我们无法束缚我们的思想。努力别去想那些你认为是恶的事情。

　　比恶行更有害的是那些导致恶行的念头。恶行不需要重复，它可以随着时间的推移而得到忏悔。但恶念产生恶行。一个恶行指向通往另一个恶行的道路。恶念则将你向往那条通向恶行的道路。

　　果子源自种子。同样，行动出于念头。就如恶果源于恶种一样，恶行出于恶念。农夫将好的、真的种子和杂草种子分开来，从好种子中挑选出优质的种子，守护它、整理它；同样，谨慎之人也会这样对待他的念头，抵制徒劳的、愚蠢的念头，保存好念头，珍视它、整理它。如果你不抵制恶念，也不珍视善念，那么，你确实无法避免恶行。善行只来自善念。珍视善念，从智慧之书中，在明智的交谈中，尤其在你内在的自我中寻找它们。

　　一盏灯要想放出稳定的光，就必须放在无风的地方。但一盏灯如果放在风口，那么，它的光就会摇曳飘忽，投出奇怪而黑暗的阴影。类似的，不受控制、愚蠢、没有得到合理整理的念头，会将奇怪而黑暗的阴影投在人的身上。

智慧之光熄灭时，肉体欲望的黑暗阴影就会落在你的道路上——警惕那些可怕的阴影。直到将肉体的欲望从灵魂中驱逐出去，你的灵性光芒才能驱散它们的黑暗。

没有火，蜡烛就无法燃烧；同样，离开智慧，人也无法茁壮成长。阿特曼居于一切众生之中，但不是所有的众生都能意识到这一点。幸福属于知道这一点的人，不幸的人是因为不知道这一点。

甚至你的影子，会存在，也会消失。那个永恒的你——拥有理性的阿特曼，不属于这短暂的生命。这永恒的原则就在你之中，把你自己带进它，它就会向你显现那生命本身以及所有真实的一切，你需要知道的一切。它甚至将保证给你带来一种永久喜乐的生命，这生命充满了健康、财富和繁荣。

译后记

这本小书出现在中国读者面前是非常偶然的。

在过去十余年中，我翻译和撰写了若干部瑜伽和吠檀多的作品。不少读者希望我能提供一些比较靠谱、有助于认识真实的古代印度文化的著作，同时又要和我正在从事的瑜伽哲学研究联系在一起。

我向弗劳利（David Frawley）先生学习了一些吠陀文化，尤其是阿育吠陀的思想。刚学不久，就收到了一封来自马赫什·帕布（U. Mahesh Prabhu）发给我的新书广告信件。信中说，他从弗劳利那里得到了我的邮箱地址，于是给我发了这个新书信息。我看了相关信息，觉得他的这本书的主题正好是我所关心的，并有可能为中国的瑜伽人提供真实的吠陀精髓。

马赫什·帕布是吠陀管理中心（The Vedic Management Center）的创办人，他在吠陀管理学领域做了不少工作。此书是他对吠陀文化长时间研究和反思的结果。在他看来，吠陀管理学不只是狭义的管理学，而是一种基于吠陀文化整体主义的管理学。这本小书为我们提供了吠陀文化精髓的一个概览，有了这个背景，就比较容易理解吠陀管理学。

习练瑜伽的朋友阅读此书对他们的意义重大，因为阅读此书可以让他们的瑜伽习练和教学具有正确的方向。基于此，此书值得所有瑜伽馆主、瑜伽教练和瑜伽爱好者阅读。

感谢马赫什·帕布的慷慨，让我们合理地解决了版权问题。此书初稿由我的博士生曹政翻译完成。在此基础上，我做了进一步的修订和完善。在校对的过程中，也得到了灵海的诸多帮助。感谢陈俏娥女士对我们翻译经典这一工作的支持，感谢戴京焦女士对"瑜伽文库"的支持。

感谢何朝霞编辑的用心，让它以如此优质的形式与读者见面。感谢四川人民出版社将此书收入"瑜伽文库"。

王志成

2018年3月20日于浙江大学

四川人民出版社

智慧瑜伽——商羯罗的《自我知识》

【印】商羯罗大师　著

【印】斯瓦米·尼哈拉南达　英译

王志成　汉译并释论

　　《自我知识》是印度最著名的瑜伽大师、哲学家商羯罗之名著，被认为是智慧瑜伽的代表作。本书一方面对该书68节经文进行了精准的汉译和详细的注释，另一方面又通过对商羯罗思想的深入思考，结合当下世界的处境，从东西方跨文化的角度对这部著作进行了全面阐释，从日常生活的角度探索了印度智慧瑜伽传统和当今瑜伽哲学中的诸多问题。

....

爱的瑜伽：《拿拉达虔信经》及其权威阐释

【印】斯瓦米·帕拉伯瓦南达　著

王志成　富瑜　译

　　经典的印度瑜伽体系包括行动瑜伽、智慧瑜伽、虔信瑜伽和胜王瑜伽。本书是一本论述虔信瑜伽的通俗读本。本书作者从现代人的视角，结合印度和西方古典哲学和宗教学知识，用最为通俗易懂的语言和生动有趣的古今故事，对《拿那达〈虔信经〉》九章共84条箴言，进行了详尽的注释讲解，从而阐明了虔信之道即虔信瑜伽是如何引导人达于印度哲学所言的最高境界即梵（神）我合一的，对于人们全面了解印度瑜伽体系以至印度文明具有重要的参考价值。

瑜伽喜乐之光:《潘查达西》之喜乐篇

【印】室利·维迪安拉涅·斯瓦米　著

【印】斯瓦米·斯瓦哈南达　英译

王志成　汉译并释论

该书讨论了瑜伽喜乐的各个层面,从物质感官上的喜乐到知识的喜乐,再到非二元的喜乐,再到自我的喜乐,最后到中国人谈的天人合一的喜乐,印度则谈梵我一如的瑜伽喜乐。该书是第一次被译成中文,并由王志成教授权威注释。

....

瑜伽的力量

王志成　著　32开

是瑜伽界知名学者、浙江大学王志成教授关于瑜伽智慧的演讲集,涵盖了联结、整合、自我、灵性、梵、存在、智慧、喜乐等大瑜伽起始至今的全面信息,主要从人的五鞘与不同类型的瑜伽的对应关系、瑜伽哲学的身心灵三重健康观念以及通过现象层面阐明梵我合一的三个标准三个方面,阐述了广义瑜伽的观念。在这苍茫幻化的世界,脆弱的生命到底安于何处? 作者带给不确定尘世中漂浮的灵魂以内在力量。

瑜伽之海

王志成 著 32开

本书为作者关于瑜伽的研究文章,从不同角度揭示了瑜伽喜乐的秘密,并让深奥的理论变成大众化的实践。书名《瑜伽之海》暗示瑜伽并不是狭义的体位,而是包含了深度的内容,关注人的身心灵整体健康,具有悠久的历史传统,并与时俱进,在当代依然有不断的发展。"瑜伽之海"也暗示本书把人引向一个巨大的瑜伽文化海洋,而不是一个偏狭的瑜伽理解。

瑜伽是一场冒险

王志成 著 32开

本书为作者关于瑜伽究竟是什么、怎样练习瑜伽、瑜伽将会把人们带往何处等问题所做的探究,从哲学高度解读了瑜伽的意义和价值,从养生的角度解释了瑜伽练习的原则及其注意事项,带领读者一起通过持续地自我探究来达成生命的自我更新和自我的升扬——整理你的瑜伽,过一种主动的生活,在你那有限的人生里美好,体验一场灵魂的冒险和升华。

喜乐瑜伽

王志成　著　32开

本书内容来自王志成教授在微信群的演讲，内容丰富，作者第一次通过微信方式传达瑜伽思想和实践的尝试。内容涉及瑜伽的各种喜乐含义，瑜伽喜乐的实践；涉及瑜伽冥想的原理，OM冥想，SOHAM冥想等多种冥想方式和实践指导；涉及全球化时代瑜伽的新景象，瑜伽和体育、哲学、宗教之间关系，瑜伽和儒道关系等。漫画内容则把书中的哲学思想用简单的艺术形式表现出来。

《瑜伽经》讲什么

【印】岚吉　著

朱彩红　译

本书在掌握丰富的资料基础上，试图从哲学概念、心理学概念和修习概念三个方面梳理和阐述瑜伽经典《瑜伽经》195句经文蕴含的核心概念及其逻辑顺序，帮助广大瑜伽修习者和爱好者澄清《瑜伽经》的核心概念和思路，从而更好地理解《瑜伽经》的内容，进而更好地理解瑜伽修习，获得永恒的平静、满足、快乐。本书也是中国瑜伽研究者进一步的研究难得的参考资料。

阿育吠陀瑜伽

王志成　编著

　　本书结合阿育吠陀的医学思想和实践理念，在5000年历史的瑜伽之根基础上，揭示身体健康和心灵完整的当代瑜伽之路，让我们的身体更科学地得到锻炼，让我们的心灵更完整地得到滋养！阿育吠陀瑜伽重点考虑个体和个体之间的体质之差异，是我们当下现代瑜伽2.0版，有助于我们科学地管理自己，并减少瑜伽伤害。